大腦逆

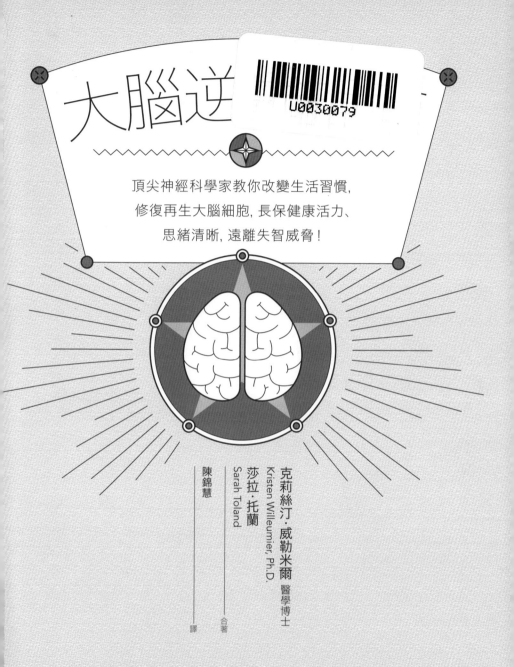

頂尖神經科學家教你改變生活習慣,
修復再生大腦細胞, 長保健康活力、
思緒清晰, 遠離失智威脅!

克莉絲汀·威勒米爾 醫學博士
Kristen Willeumier, Ph.D.

莎拉·托蘭
Sarah Toland

合著

陳錦慧 譯

Biohack Your Brain

How to Boost Cognitive Health, Performance & Power

願全體人類更健康，更幸福

　　我用這本書表達對父母深深的懷念，他們鼓勵我探索科學、培養創造力、獨立思考、追求更高層次的知識。我父親生前是海軍陸戰隊員，也曾擔任消防員，他熱愛為國家和社會服務，生命的最後十年勇敢對抗神經症狀。願他的力量、勇氣、樂觀、信心與堅忍長存本書，觸動每一位讀者的情感與心靈。

推薦序

醫學實證有益的健腦知識

——天主教耕莘醫院神經醫學中心神經內科

劉議謙主任

　　過去這幾年來，整個社會快速的往高齡化、少子化邁進，也因此原本冷門的失智症議題似乎也得到越來越多人的關注。這樣的關注大多數時候是好的，但有時候卻也讓很多「似是而非」的理論也順便被關注了。諸如「每天喝椰子油可以預防失智」、「一天至少要走一萬步才能健腦」之類的話題，天天在各式社群媒體、line群中傳播。事實上，椰子油確實是不錯的油，但天天喝就可能造成心血管問題，每個人的運動需求量不同，硬是要走一萬步也不合理。

　　很開心看到商周出版的這本《大腦逆齡指南》上市，這本書原著由專精於腦科學研究的威勒米爾博士所寫，字字句句都附有參考文獻與相關的醫學研究，絕對適合喜歡獨立思考跟強調證據的讀者。

　　以失智症中佔很大比例的阿茲海默氏症而言，很多人不知道的是，就算經由各式生物標記確診的人，如果在飲食、運動等

生活方式的改善下，大致上仍然可以維持不錯的生活品質達10年以上。換句話說，每個人，無論他／她幾歲，絕對都有改變自己大腦的潛力。

舉個例子來說，光是持之以恆的有氧運動一項，就有夠多的醫學證據證明可以讓腦內的海馬迴生成新的細胞，有效的維持海馬迴的體積。過去的流行病學就曾證明過中年有運動習慣的人，晚年得到失智症的機會會降低一半以上，目前還沒有任何中西藥能達到這麼好的效果。像是失智症這種疾病，初期症狀大多只是短期記憶不好、過去擅長的事情現在不會做、個性改變或講話空洞而已，除非細心觀察或者身為同住家人，否則還真的感覺不出來。

偶爾在診間最讓人感到遺憾的，莫過於看到來就診的長者早已進展到中、重度的失智症。到了這個階段，醫師或整個醫療團隊能做的就非常有限了。所以關心長輩千萬別流於空談，應該多花一點時間陪伴，細心觀察他們的一舉一動，才有機會早期發現失智症。而失智症的可能病因也非三言兩語可以交代得過去。

今非昔比，專精於此類神經退化疾病的醫師能夠使用的工具跟過去也差得太多。早期診斷，早期用藥、早期對於慢性病、生活習慣做調整，身處高齡化社會的我們，也一定可以與這個世紀大病安然共存。

推薦序
大腦保健的最佳指南

——美國西德斯西奈醫學中心（Cedars-Sinai Medical Center）神經外科部主任兼教授
基斯·布雷克（Keith L. Black）醫學博士

　　當初認識克莉絲汀，是因為我決定探討如何在病人發病前診斷出失智症，需要找個擅長認知分析的神經科學家從旁協助。克莉絲汀的條件完全符合，她既有認知科學領域的豐富知識，也曾在大型大腦造影中心任職多年。

　　我們這個研究團隊成員包括許多知名醫生和神經精神科醫生等相關人士，克莉絲汀從一開始便脫穎而出。我第一次見到她，就發現她具有堅定執著的特質，會鍥而不捨地尋求解答。儘管如此，看見她在研究中運用某些檢測工具，我還是非常驚訝。因為那些都是神經精神科醫生經常使用的工具，卻沒有人想到可以這樣用，包括我在內。

　　我從事大腦研究與治療超過40年，做過數不清的臨床試驗，也有幸得到外界認可，曾經登上《時代》雜誌（*Time*）「醫界英雄」專刊封面。那麼你就可以想像，當克莉絲汀讓我們看到全新的可能，我這樣的認知醫學老兵多麼驚豔。

克莉絲汀絕對有資格扮演大腦堅定又慈悲的代言人。對於如何提升認知功能，大部分神經科學家和神經外科醫生都拙於用清楚明瞭的言語表達，但克莉絲汀言簡意賅、善體人意，用淺顯易懂的話語討論大腦。

談到大腦，簡單明瞭的訊息越來越寶貴。過去10年來有越來越多資訊廣為流傳，教導人們如何促進認知功能最佳化。你只要點開新聞網站，就會看到這方面的報導：哪些好，哪些不好，該吃什麼，不該吃什麼。

然而，這些資訊大多沒有經過嚴謹的科學驗證。舉例來說，如果你上谷歌（Google）搜尋，就能找到數以百計號稱可以增進認知功能的營養補充劑，可惜大部分都沒有可靠的研究結果當後盾。我經常希望有一本可以提供給病人的手冊，介紹一些我們有信心能增進大腦健康的方法。

現在有了。本書充分運用認知健康領域的研究成果。這是個全新領域，而且持續發展中，所以篩選可靠資訊變得相當重要。比方說，我們不久前才知道飲食、運動、正念（mindfulness）、睡眠和壓力調節對認知功能有深遠影響，而且這種影響與它們對心臟的作用不同。另外，如今我們也已經知道，改變生活型態能讓失智症的發展延緩最多10年。

如果你只打算活到40歲，可能不太需要這本書。但如果你想

要盡可能活得長壽又活得好，這本書就能大幅影響你的認知健康和整體生活品質。

　　換句話說，只要有正確的來源和資訊，你就能生理攻略你的大腦。我個人覺得沒有人比克莉絲汀更有資格教導我們攻略大腦，畢竟連我都跟她學了些新知識。

前言
認知健康說帖

　　這年頭有關健康幸福的「專家說」四處流傳。你會聽到醫療產業、書籍、網站、飲食與健身公司、醫院和健康企業集團擁護的最新趨勢與方案。他們建議你加入健身房、採行某種飲食法、吃某些營養補充品、減重、降低膽固醇、控制血壓、維護心臟健康、預防癌症……百家爭鳴叫人無所適從。

　　儘管有這麼多建議，涉及大腦的卻明顯不足，而大腦負責協調我們的生命，是我們身體裡唯一不可或缺的器官。

　　我進波士頓學院主修心理學之後，就對大腦深深著迷。大學畢業後我決定繼續深造，先後拿到加州大學洛杉磯分校生理學碩士與神經生物學博士學位。

　　攻讀碩博士期間，我花了幾年時間在實驗室裡研究神經分泌學、神經生理學與神經遺傳學。這段期間我拿到美國國家衛生研究院（National Institutes of Health）的獎學金，因此有機會在世

界各地的研討會發表研究結果。

拿到博士學位後，我進入大腦造影領域，在亞曼診所（Amen Clinics）擔任研究室主任。亞曼診所是全國知名的大腦保健中心，專攻大腦研究。那段經歷改變了我和很多人的生命。我在那裡主持過幾項以國家橄欖球聯盟球員為對象的研究，了解到橄欖球這種運動對認知能力的傷害有多大。我跟同事們發表的報告在當時是劃時代的研究成果。更重要的是，我們設計出飲食、營養補充、運動與認知訓練等非侵入性方法，用來治療甚至修復我們檢查出來的損傷。

我在研究中累積的知識後來在我父親身上派上用場：他罹患帕金森氏症，在2017年過世，生命最後幾年在與病魔搏鬥中度過。目睹他的病情惡化，我內心相當煎熬，卻還是懷抱希望，因為我知道自己有辦法協助他維持生活品質。當他症狀惡化，我鼓勵他採用某些我們用來幫助橄欖球運動員治療大腦的方法。沒想到他身體的平衡與手部的抓握果然有所改善，臨終前還能擁有某種程度的自主性，實在叫人難以置信。能夠讓他在生命最後幾年過得更愉快、更有希望，如今回想起來還是感到振奮不已。

這個故事正好說明過去20多年來，我在研究生涯中學到的最重要課題：每個人都有改變自己大腦的潛力。不管年紀多大，曾經採用哪些療法，都有機會得到改善。

目前有多達數百萬國人認知能力出問題。很多人都以為記憶喪失、腦霧、注意力不集中、焦慮和憂鬱等問題是因為身體出狀況，但真正的根源其實在大腦。認知問題常常是壓力的附帶後果，壓力也確實無所不在。然而，這不代表你必須容許壓力妨礙你的認知表現。如今已經有不少科學方法可以減輕壓力對大腦的影響，幫助你恢復認知能力與潛能。

如果你擔心失智症找上門，沒人能怪你杞人憂天。「失智症」是各種認知障礙的統稱，目前美國65歲以上的人口之中，有10%出現這種症狀。隨著人口老化，這個比率還會成長。導致失智症的細胞病變在發病前幾十年就開始了，甚至可能提早到30或40多歲，大腦也是在這個年齡開始老化。所以不管你幾歲，現在就是照顧大腦的絕佳時機。想要避免將來罹患失智症，就得把握時機，從現在起改變生活習慣保護大腦健康。

也許你曾經受過腦震盪之類的輕度大腦創傷，或擔心這類創傷對孩子或孫輩造成什麼影響，尤其如果你的兒孫是運動員。想要應付恐懼，最好的辦法就是充實知識。不能因為大腦已經受創就放棄希望，反而應該利用這個機會，學習如何透過飲食、運動、營養補充和其他生活習慣的改變，找回自己的大腦健康。

新冠疫情出現後，大腦的照護變得比過去更為重要。許多人因為疫情承受壓力、焦慮與恐懼，心情受到影響，認知功能與健

康也受到干擾。這本書會教你如何應付那些壓力、恐懼和負面情緒，增進你的大腦功能，增強你的意志力，讓你未來更有力量對抗類似災難。就連你在書中學會的各種改善認知能力的方法，比如怎麼吃、怎麼運動，吃哪些營養素，也能提升你的免疫力，在另一波疫情來襲時保護自身健康。

我寫這本書是為了告訴你，不管你目前大腦的健康狀況如何，你都有能力生理攻略你的大腦，提升它的功能。就算你多年來持續忽略認知健康，仍然有機會把我的承諾變成事實。我敢這麼說，是因為我見過真實案例，而且多不勝數，包括那些因為認知功能受損而體力虛弱的人。畢竟，如果連長年承受頭部重擊的橄欖球運動員都能在短短幾個月裡改變他們的大腦，你當然也辦得到。

我只是想告訴你，每個人都有自己的人生旅程，我的目的是幫助你發現旅程中可以做些什麼，以便駕馭大腦真正的力量。大腦不只是腦殼裡的抽象組織，我會讓你知道這個神奇器官如何協調你身體的動作、指揮你的意識、驅動你的智能和性格。簡言之，是你的大腦造就你這個獨特、美好、有幸來到人間的生命。

Chapter 1
你可以改變大腦

　　我住在洛杉磯。如果你曾經來過這裡，就會知道這裡有溫暖的氣候、美麗的海灘，更有奔馳在棕櫚樹大道上的吸睛車輛。

　　我本身稱不上車迷，可是如果你住在這座陽光城市，就會不由自主地被這裡的汽車文化吸引。在聖塔莫尼卡大道漫步一個下午，你就會看到形形色色的汽車，從經典凱迪拉克和奧斯頓馬丁古董車，到嶄新的特斯拉、保時捷和法拉利。它們當中當然也有不少破銅爛鐵，有些你甚至認不出車款或廠牌，因為引擎蓋凹陷變形，後車廂蓋往上掀，車漆也烤過許多次。

　　這本書討論的是大腦，開場白卻聊起洛杉磯的汽車文化，因為我覺得這是介紹大腦的最佳比喻，也最能說明妥善照顧大腦的重要性。車子是複雜的機械，由許許多多不同的零件組成。我們的腦子也跟車子類似，控制著我們絕大多數的細胞以及思想與行為。我們大腦的每個部分都很重要，就跟車子一樣。一旦車

子內部閥門生鏽，或引擎裡的風扇故障，或某個你聽都沒聽說過的幫浦發出怪聲，運轉可能就沒那麼順暢。大腦也是如此。

每回踏進我家前門，我就會想起這個比喻，因為我的未婚夫馬克在工作之餘最愛整修古董車。我們的車庫塞滿漂亮的老車，玄關和住家辦公室也擺滿他得過的獎盃、獎牌。跟馬克在一起，加上住在汽車王國洛杉磯的經驗，我知道那些熱衷照顧愛車的人能夠化腐朽為神奇，精心保養1950、60和70年代的車款，讓它們不論外觀或性能都不輸當代汽車。相反地，如果不用心照顧，車子開起來就會不順手、速度慢、壽命變短，甚至不安全。

然而，汽車跟人腦不盡相同。因為人腦是一部有生命、需要氧氣的超級電腦，擁有非凡的處理能力。不只如此，大腦甚至是我們生而為人的基本要件。所以，疏於保養大腦的後果，可能比昂貴的維修費或在空蕩蕩的高速公路拋錨嚴重得多。如果沒有養成良好習慣來定期保養大腦，很多能力都可能會受損，比如構思新點子、保持注意力、學習新知識，或記住生命中那些讓你這段地球之旅顯得格外珍貴的大小事。汽車需要定期更換機油和各種潤滑液、檢查胎壓、換掉舊的濾網或壽命耗盡的電瓶。同樣地，如果沒有持續保養大腦，大腦的組織和心智能力都可能提早出狀況，效率也會減退。車子毀了還能換部新的，如果是租來的車就換一部更好的，但我們永遠沒辦法換個新大腦。

　　我們這一輩子只能用同一個大腦，不只如此，這個腦子還是全身上下最重要的器官，關係到我們的身體、心智和情感的運作。大腦操控我們所做的一切，不論是有意圖的行動，比如說些什麼、怎麼說、怎麼移動，想要聖代冰淇淋或羽衣甘藍沙拉；或無意識的行動，比如心跳、血壓、呼吸、睡眠週期和飢渴感受。

　　大腦也詮釋或轉譯來自身體其他部分的感官信號，控制眼睛看見的影像、耳朵聽見的聲音、鼻子聞到的氣味、皮膚碰觸到的質感與舌頭嘗到的滋味。大腦也直接跟身體其他部分溝通，透過脊椎神經傳送並接收數百萬條信息。我們的中樞神經系統就是由脊椎神經與大腦組合而成，負責核對生理與感官信號，協調全身上下的生理、心理與情感活動。

　　腦既是身體最重要的器官，也是最複雜的器官。我們的大腦有將近1千億個腦細胞，也就是所謂的神經元，另有數量相當、支持神經元的神經膠質細胞。單一神經元可以與其他神經元形成數千個連結，利用所謂的突觸在細胞之間傳遞信息。這個由細胞、管道與信號組成、繁複而奇妙的迷宮，在我們大腦形成超過100萬億個連結，人類的大腦也因此被稱為「已知世界最複雜的事物」。[1]

　　好消息呢？我可以幫助你破解密碼，教你生理攻略你的大腦。

改變大腦談不上腦科學：
我在全國知名的大腦造影中心學到什麼

　　大腦雖然極其複雜，改變大腦的方式卻沒那麼難，甚至簡單得很！我完成博士學位和博士後研究之後，就進入亞曼診所擔任研究室主任。亞曼診所的醫生利用病患的臨床病史和大腦掃描，治療各式各樣的生理、心理與情緒問題。我非常驚訝，因為我在第一線看到日常生活的小小改變只要持之以恆，竟能有效地讓大腦健康達到最佳化。這種生活習慣的改變可以是非常簡單的行動，比如以某種食物取代另一種、採取特定的健身方式、運用不同的心理技巧處理日常狀況，以及遵循某些連小學5年級生都懂的簡單治療方案。

　　亞曼診所收治各種類型的認知疾病患者，包括任何你想得到的失智症、阿茲海默症、記憶問題與其他神經退化疾病。他們也處理心理健康問題，比如焦慮、憂鬱、注意力不足過動症（ADHD）、自殘、自殺、憤怒情緒管理、精神分裂症、強迫症、躁鬱症與邊緣型人格障礙。有些患者曾經有過腦震盪或其他腦部創傷，也有人罹患會影響整個神經系統的病症，比如萊姆病（Lyme disease）或黴菌毒素危害。不過這些疾病是可以治療的，只要利用患者的大腦掃描，為他們量身打造有助於提升認知功

能與健康的生活方式，比如飲食、運動和營養素的補充等。

我們在診所最常做的治療是輔導病人減重，因為體脂肪過多嚴重威脅大腦健康。我以患者的大腦分析為依據，設計簡單的調整方案，協助數百名患者減重並避免復胖。

我寫這本書的目的，是為了探討一般人可以用哪些方式生理攻略自己的大腦。經過在亞曼診所擔任研究室主任、主持臨床神經影像試驗的歷練，我等於拿到這方面的博士學位。我看過數以千計治療前、治療後的大腦影像，無比驚奇地見證到，許多患者只是簡單改變生活模式短短幾個月，大腦就出現顯著且可喜的進步。

其中有個意味特別深遠的例子，是2009年我主持一項以現役或退休橄欖球運動員為對象的研究。在那之前從來沒有人大規模研究現役橄欖球運動員的大腦影像，全面探討安全頭盔下的真相。我們邀請美國國家橄欖球聯盟（National Football League）27支隊伍各種攻守位置，共100名退休或現役球員參與研究。參加的人必須在球場上至少活躍3年，也就是說，不能是冷板凳常客。這些人在球場上不管是進攻或防守，多半經歷過多次頭部撞擊和腦震盪，以及數百次甚至上千次輕微大腦衝擊。

這些人之中不乏世界頂尖球員，大腦創傷原本就在預期中。但我們看見他們大腦受損的程度時，仍然震驚不已。球員們多半

生活規律、狀態良好,至少過去曾經是如此。他們大半輩子都在練球、睡眠、重訓、進食,人生只有一個目標:上場贏球。嚴格來說,他們的大腦應該相當健康,不該是臨床上最不妙的一群。

首先我們安排他們做一系列全面性神經心理學與神經認知測驗,並且執行功能性與電氣大腦造影。這麼一來我們就能清楚看見他們大腦的狀況,了解哪些區域運作健全,哪些區域功能不盡理想。那些影像讓我們大開眼界。大多數球員大腦血液供應不足,特別是在掌管記憶與基本認知功能的區域。

我們看到球員的大腦影像後儘管錯愕,卻不至於沮喪,因為我們有信心可以幫助他們恢復大腦的認知功能,讓他們的大腦找回過去的神奇能力,無論是在球場上或生活中,都能迅速有效達成任務。可是要想做這到一點,他們必須改變生活習慣,在那之前我們先得取得他們的信任。

接下來6個月,我們跟他們懇談,讓他們認識大腦功能,根據他們個別的認知狀況,要求他們調整生活型態、改變飲食習慣。每位球員有個專屬治療方案,建議他們什麼時間就寢,睡多久,該補充哪些營養素,又該避開哪些。我輔導他們一步步往前走,經常跟他們進行團體或一對一討論,鼓勵他們堅持下去。最後,我成了他們口中的「克教練」。

半年後我們重新掃描他們的大腦,再做一次他們剛來時做

過的測驗。我們看到的大腦影像比最初那一批更令人震撼。這些人的大腦血流狀況曾經是我們見過最不健康的,他們的大腦功能卻在短短180天徹底翻轉。在半年後的大腦影像裡,我們看到大腦血流狀況明顯改善,早先因為健康不佳或重複撞擊受損的某些認知功能也已經恢復。

如果連職業橄欖球運動員都能改變他們的大腦,那麼所有人都辦得到。除非你也經常被體重110公斤、穿戴10公斤裝備和聚碳脂頭盔的人衝撞,否則你要改變大腦會容易得多。

改變大腦最有效的3種方法

1、任何年齡都能生成新的腦細胞

先來點實話:我們每天喪失幾千個腦細胞,這是年齡增長的自然現象。有些人因為壓力太大,或接觸過多環境、飲水和食物裡的重金屬、農藥之類的毒性物質,比其他人折損更多腦細胞。當然,藥物或酒精成癮,大腦輕度傷害、中風、帕金森氏症與阿茲海默症等認知疾病,都可能造成腦細胞消亡。

再來點好消息:我們大腦有大約1千億個神經元,也就是腦細胞,而腦細胞是人體最長壽的細胞之一。我們從娘胎裡帶來與

兒童時期發展出來的神經元，絕大多數都會陪伴我們走到生命盡頭，所以神經的健康對長期的認知功能至關緊要。

最後是天大的好消息：過去科學家認為成年人無法生成新的腦細胞，事實證明他們錯了。隨著年齡增長，腦細胞也會持續增生，不管你是60、70或80多歲。

腦細胞的生成稱為「神經新生」（neurogenesis），主要是在我們大腦一個名為「海馬迴」（hippocampus）的區域進行。海馬迴是狀似海馬的構造，位置在大腦內側深處，是負責記憶與學習的主要區域。我們會在第二章「腦科學入門」進一步認識海馬迴。

神經新生不只對急於開啟大腦最佳功能的運動員或年輕人有用。近年的研究顯示，即使是70、80甚至90多歲的高齡者，也能透過運動、飲食、壓力調節、睡眠與營養補充，刺激腦細胞新生。研究人員甚至發現，高齡者能增生的新神經元數量不輸年輕人，就連阿茲海默症患者也一樣。

健康的新細胞一旦製造出來，神經的功能就能提升，可以活化、連結並回應大腦處理與接收的所有資訊。健康細胞越多，我們就能更迅速、更有效地做出明智決策，更能專注、記憶力更好，也能保有各個面向的執行功能。「執行功能」是一個包山包海的用詞，泛指控制我們各種行為的高層次認知技能。神經元的死亡等於大腦的老化，所以你越能生成新細胞來延緩或對抗老

化,你的大腦就會越年輕。

研究進一步顯示,神經新生能夠增加海馬迴的體積與功能,因此有助於保存記憶、促進學習。新細胞的增生也能幫助我們更有效對抗壓力,並且減輕憂鬱、焦慮和創傷後壓力症候群等情緒病症。儘管這方面的研究還在起步階段,得到的數據卻相當樂觀,顯示海馬迴的細胞新生也有助於延緩,甚至逆轉諸如阿茲海默症等認知疾病的進展。

神經新生與神經可塑性(neuroplasticity)都告訴我們,不管到了幾歲,大腦都可以改變。神經可塑性是指透過新的學習改變神經的連結。我們可以藉由生成新的神經元來重塑大腦,在生命中全程掌握改善認知功能的能力。

在這本書裡,會學到如何運用經過科學驗證的特殊方法刺激新神經元的生成。這些方法包括特定形式的運動、食物、營養素補充與如何調適壓力。有些方法有其特殊性,比方說,不是所有類型的運動都能刺激神經元新生。就像汽車保養,你對這些新習慣的堅持與否,決定你的大腦只能勉強運作,或氣象一新。

2、親愛的,血流量決定一切

聽起來不是什麼高深莫測的神經科學,不過實證研究告訴

我們，增加大腦的血液流量正是提升認知健康與功能的要件。

如果你覺得這未免太簡單，確實如此。但簡單不代表普遍通行：大多數人大腦的血液循環都有進步空間。

要了解人們大腦的血液循環為什麼普遍不佳，就得先認識大腦健康的兩大要素。首先，我們的大腦需要充足穩定的血流，才能正常運作。第二，現代人的很多生活習慣對大腦血液循環有不利影響，等到出現症狀或發生問題，往往為時以晚。

我們的腦組織的重量只占體重的2%，需要的血流量卻占全身血液供應的15%到20%。有時候身體為了將富含氧氣與營養素的血液送到大腦，甚至會暫停將血液輸往其他器官。

大腦需要的氧氣也是肌肉的3倍。氧氣可以確保腦細胞有效運作、活化、發出信號。要將氧氣送進腦細胞，只能靠血液。一旦血流量不足，腦細胞就會開始死亡。

血液也是腦細胞取得葡萄糖的唯一管道，而葡萄糖是腦細胞的燃料。肌肉能儲存葡萄糖，大腦卻不能，所以，如果你的大腦血流量不足，腦組織就會挨餓。偏偏我們的腦子很容易餓，它需要消耗身體40%到60%的血糖。另外，血液還會把其他必需營養素送到大腦，包括維生素、礦物質、脂肪、胺基酸和電解質。

大腦需要的營養素和氧氣就算只減少一丁點，它也會沒辦法全力活化支配情緒與認知功能的區域，那麼我們集中注意

力、記住細節、想出新點子、做出明智決策與多工處理等能力都
會降低。

　　大腦血流還扮演另一個關鍵角色：清除新陳代謝的廢物。
其中一種廢物是 β 類澱粉蛋白，這種蛋白質一旦在大腦堆積，就
會產生毒性，據說與阿茲海默症的進程快慢有關。

　　如果你有腦霧、注意力不集中或記憶問題，你可能會先找出
一大堆原因，比如睡不好、壓力大、飲食不正常，甚至甲狀腺功
能低下，卻不會想到大腦血流量。大多數病人或醫療人員都不會
考慮到這個面向。

　　為什麼有這麼多人大腦血流狀況欠佳？很多現代生活習慣
都是禍首，比如飲食、睡眠、運動和日常生活的壓力。雖然原因
不及備載，但只要改變幾個習慣，就能大幅提升大腦健康。

3、安撫交感神經系統，大腦馬上改變

　　根據梅約診所（Mayo Clinic）官網，壓力是「應付生活大小
事的正常身心反應。」2 換句話說，壓力是自然現象，甚至有益健
康。身體的打或逃反應（指我們面對突如其來的壓力，或生命受
到威脅時的連鎖反應）會激發我們需要的荷爾蒙、化學物質和
大腦活動。比方說，遭到掠食者追逐時跑得更快、遭受攻擊瀕臨

絕境時奮力一搏，或舉起壓在親友身上的2噸重車輛。

壓力除了能在生死關頭拉我們一把，還有其他健康方面的功用。少量的急性壓力可以刺激我們採取行動並集中注意力，幫助我們完成任務，並在壓力狀況解除後帶給我們滿足感與成就感。

不過剛才那個句子的關鍵是壓力狀況解除後。如果壓力過大，持續時間過久，就可能對大腦造成傷害。慢性壓力會讓大腦血流變慢，因為壓力會導致斑塊堆積堵塞動脈，腦血管因此變窄，甚至永遠受損。壓力大的時候，我們的肌肉會緊繃，尤其是頸部肌肉，輸往大腦的血流量因而降低。

慢性壓力也是神經元的惡夢。一旦壓力值攀升的時間太久，大腦就沒辦法製造新細胞，更糟的是，甚至會開始殺死細胞。慢性壓力也會造成腦組織老化，而且會像腦震盪或初期神經退化疾病一樣，對神經元的壽命產生不利的影響。

在壓力狀態下存活下來的腦細胞通常也不太健康。慢性壓力會導致神經元過度活躍，時日一久可能會建立出新的神經路徑，從而改變大腦的運作方式。

討論壓力，我們就得詳細介紹皮質醇（cortisol）。壓力之所以造成種種不良後果，幕後黑手正是這種荷爾蒙。我們面對壓力時，不管是正面或負面，都會分泌皮質醇。適量的皮質醇未必

有害，有時甚至能帶來好處，過量卻肯定會造成傷害，引發各種問題。從體重增加與睡眠中斷，到海馬迴縮小，干擾我們集中注意力和回想事物與情境的能力。另外，皮質醇也會增加杏仁核（amygdala）的體積與活動。杏仁核是大腦深處一群杏仁狀的神經元，主要功能是為我們的記憶附加情緒含意。當杏仁核體積比較大、比較活躍，我們對恐懼與焦慮等情緒就比較敏感。

慢性壓力對大腦健康還有其他危害，因為壓力會製造更多白質（white matter）。我們的腦組織有半數是由白質這種脂肪組織組成，很多神經連結都在這裡產生。₃當白質過多，灰質（gray matter）就會變少，而灰質負責處理身體的生理、情緒、行為與感官信號。這種不平衡的局面會導致情緒與認知問題，就算壓力消失，也未必能解除。

多數人認為壓力是一種情緒困境，伴隨諸如賣屋、生病或受傷等創傷事件而來，或者與日常生活的壓力源有關，比如工作壓力、繳納帳單、照顧小孩或其他家庭成員等。

但壓力也有其他不同型態。比如關節炎、糖尿病和失智症等疾病都可能引發生理壓力，而高血壓、營養不良、睡眠不足和慢性脫水也可能產生壓力。健身過度或運動量不足也都可能形成慢性壓力。

除了心理、情緒與生理壓力，你還可能承受環境壓力。環境

壓力是現代社會越來越嚴重的問題，幾乎我們吃、喝、穿和塗抹在皮膚上的東西，以及居家或辦公室使用的物品，都脫離不了化學物質。我們吸入的每個分子都有空污物質，這些污染物也會帶來壓力，對大腦的傷害尤其明顯，增加認知功能下降與疾病的風險。[4]

聽到這多不勝數的壓力類型，你多半已經覺得壓力山大！我們探討解決方法以前，還得先認識另一種壓力源：電磁波。根據美國國家環境衛生科學研究所（National Institute of Environmental Health Sciences）的定義，電磁波是指「不可見的能量場，通常稱為輻射。」[5] 舉凡手機、電腦、WiFi網路、微波爐、吹風機、電視、電線和其他電子設備與無線傳輸裝置，都會產生電磁波。

儘管許多手機製造商與科技廠商都聲稱，他們的產品釋出的少量電磁波對人體無害，研究結果卻並非如此。對手機的研究顯示，電磁波會改變大腦的應激性（excitbility），也就是神經元活化的可能性。大腦活動太多可能造成神經元過度興奮，損害大腦的健康與功能。電磁波也會限制輸往大腦的血流，造成記憶喪失，甚至波及神經元DNA。[6] 研究也發現，電磁波會影響身體的睡眠週期與能量高低，還會引發諸如肥胖、頭痛、暈眩，甚至癌症等各種健康問題。[7]

大 腦 診 療 室

克麗絲蒂的故事
壓力如何在不知不覺中影響大腦

克麗絲蒂₈來診所評估大腦健康。她母親和哥哥都罹患一種名叫「多形性膠質母細胞瘤」（glioblastoma）的罕見腦癌，不到60歲就過世。她來找我的時候已經54歲，非常明白照顧大腦的重要性。

第一次跟克麗絲蒂見面時，她顯得積極又冷靜。拿到她的大腦影像後，我發現坐在我面前的她並不如外表那般平靜喜悅。

根據她的腦電活動圖，我發現她的β波過度活躍，這是焦慮、壓力與無法放鬆的現象。換句話說，她的大腦著火了，而且情況不太妙。她的神經系統持續拉高警戒，神經元處於非必要的活化狀態，這種狀況會加速老化導致的認知能力衰退。₉這種情況就跟醫生看到病患血壓升高到140/90毫米汞柱一樣，克麗絲蒂的健康已亮起紅燈。

看過克麗絲蒂的大腦掃描後，我問她是不是壓力很大。這時她才告訴我，她房子剛整修好，水管就爆了，

樓下一片汪洋。她跟家人剛花了大錢整修房子，才住幾
天就被迫撤離，過去一個月都棲身旅館。他們現在還在
估算維修費和淹水造成的損失。

回到汽車的比喻，這是外觀與內部機械不相符的
典型例子。外觀的一切都是那麼亮麗美好，而在內部，
克麗絲蒂的引擎就快爆炸了。

我沒辦法幫她整理淹水的房子或解決她的高額維
修費，也沒辦法讓她所有的壓力源消失，但我可以引導
她改變特定的生活方式，安撫她的交感神經系統。交感
神經系統是自律神經系統的一部分，掌管身體的打或
逃反應。

執行幾個月減壓方法後，克麗絲蒂初見我時主訴的
腦霧與倦怠感已經消失。她說她一開始是無能為力與
被動反應，到後來卻能掌握生命的主動權，更有效管理
壓力，也有餘力照顧自己。這是因為克麗絲蒂終於優先
處理大腦健康問題。如今她過著截然不同的生活，大腦
也因此健康得多。她的生活大幅改善，因為只要認知功
能健全，整體的幸福快樂度也會提升。

這個故事告訴我們，沒有人能預見危機或潛藏的
壓力源何時到來，但我們可以學習改變大腦，更妥善管

理壓力。或許更重要的是，我們也可以學習掌控壓力，讓大腦功能更健全。

❤ 克莉絲汀的叮嚀 ❤

不管你是不是感受到壓力，或有沒有表現出來，壓力對大腦結構和功能都有深遠的影響。學會管理壓力，能夠提升大腦功能，讓你更靈敏、更健康。在這本書裡，你會學到如何處理壓力、安撫交感神經系統，創造更健康、更快樂的大腦和身體。

沒錯，你這個年齡也可以改變大腦

關於改變大腦的最後一點提醒：不管你年紀多大，都能辦得到。

如果你現在20多歲，覺得自己不需要擔心認知功能退化，可能有點太過自信了。人類的大腦到25歲才完全成熟，有些神經科學家甚至認為我們的大腦會發展到30多歲。這代表你目前的飲食、睡眠、運動方式、飲酒量和整體生活型態，都會影響大腦的發展。

到了30多歲，大腦已經成熟，自然老化的過程於是展開。這時我們每天大約會失去8萬5千個神經元，也開始出現可測量的認知功能衰退跡象。妥善照顧大腦，可以延緩老化進程，打造更健康、更幸福、更靈活的中年。

到了40歲，大腦的體積開始縮小，每10年平均縮小5%。不過請記住，這只是平均值。只要養成我在這本書裡建議的新習慣，就可以減緩大腦體積縮小的幅度。40多歲的人也可能發生短期記憶、推理與口語流暢等方面的失誤。[10] 不過，這時大腦控制情緒與同理他人的能力會更細膩。[11] 研究顯示，專注力與持續性注意力也在40多歲達到頂點。[12]

到了50多歲，我們的綜合知識邁向高峰，也比其他年齡階段更能理解並學習新資訊。[13] 這就是為什麼研究人員發現，中年人的認知測驗表現比年輕時更優秀。[14]

你在50多歲時最聰明，但你的字彙能力要到60多歲或70歲出頭達到高峰。[15] 研究也發現，60多歲的飛行員儘管需要更多時間檢視駕駛艙儀器，卻因為擁有更多專業知識，駕駛飛機的能力比年輕機師更優越。[16] 70多歲時儘管大腦會加速萎縮，研究人員卻發現只要身體狀況良好、精神保持活躍，這些年長者的快樂指數和心理健康程度不輸20多歲的年輕人。[17] 大腦影像同時透露，70多歲的人情緒比20多歲的人更健全。[18]

　　如果幸運活到80多歲或更高齡，更需要持續提升認知健康與功能。只要好好照顧大腦，它就能讓你保持靈敏，方便你繼續跟親友互動、閱讀、看電影，追求你的喜好。我在診所甚至看過80多歲的患者改善了大腦血液循環，提升大腦功能。別忘了，大腦隨時可以改變。

　　我喜歡跟求診者分享這句話：不讓任何大腦被拋下。不管你幾歲，我們都可以讓你的大腦更健全。就從以下的方法開始。

健 腦 小 訣 竅

10分鐘內改變大腦的10種方法

　　1、快走。研究顯示，短時間激烈運動可以增加大腦血液流量、提升創造力、產生新點子，增進綜合執行能力。如果工作中腦袋卡住，或準備參加大型會議，不妨在辦公室快走一圈，為大腦和工作盡點力。

　　2、吃點黑巧克力。黑巧克力富含礦物質，含有大量類黃酮（flavonoids）。類黃酮是一種有益健康的植物化合物，可以消除自由基，增加大腦血液循環與氧氣的輸送。有些研究顯示，出席活動前2小時吃黑巧克力，記憶

力會增強，反應也更敏捷。[19] 切記只能吃黑巧克力，牛奶巧克力或白巧克力都沒有大量類黃酮。

3、挺胸坐直。 挺直背脊，肩胛骨往後、頸部拉長，大腦血流量會立刻增加。研究顯示，挺胸坐直可以改變別人對你的觀感，也能增強自信。[20]

4、用非慣用那隻手寫字。 這個小動作會讓大腦跳出舒適圈，強化神經連結，刺激神經新生。對某些人而言，光是用手寫字就足以讓大腦感到新奇，因為他們習慣用手機收發簡訊或鍵盤打字。

5、享用一大碗藍莓。 如果你想生成新神經元，就吃一大碗藍莓。這種漿果富含類黃酮、多酚（polyphenols）和其他經研究證實能促進神經新生的有益化合物。

6、學習新單字。 增加字彙量可以提升認知能力和整體智能，海馬迴也能立刻生成新神經元。需要有人天天提醒你學單字？買本每日一字的日曆本，或下載有這種功能的字典。

7、冥想改善日常生活的方法。 這個練習不但能讓大腦平靜、減輕壓力，也能改善情緒，甚至增進在辦公

室、健身房和整體生活的表現。職業運動員和大企業執行長出席重大活動之前都會運用這個策略，或者當成每天早晨的例行公事。

8、放空10分鐘。找個沒有電話和電視的房間。隔絕叮咚、嗶嗶、噹噹、啾啾、新聞推送、視訊直播與其他干擾和待辦事項。一個人待在房間裡享受10分鐘零壓力的清靜，睜眼或閉眼都無妨。這個方法可以安撫交感神經系統，接下來你會覺得更能掌握自己的心理與情緒狀態。

9、用香氛消除壓力。在家裡或辦公室使用精油可以減輕壓力並安撫交感神經系統，也能修正腦波活動，提升認知功能與情緒。[21] 哪種味道最有效？根據研究，薰衣草精油非常適合紓壓，佛手柑精油可以增強活力，乳香精油能增加輸往大腦的氧氣量。

10、寫下一件感恩的事。在便條紙上寫下一件值得感恩的事，貼在浴室鏡子、冰箱門、辦公室電腦，或任何你整天看得到的地方。你每看見一次，這個小字條就能幫助你放鬆、降低壓力，也能改善情緒。

Chapter 2
腦科學入門

　　我在博士班的研究重點是帕金基因（parkin gene），探討這個基因的突變如何導致早發性帕金森氏症。為了近距離觀察，我開始參加帕金森氏症病友會，想要了解病人每天面對什麼樣的挑戰。我發現到，當我越能體會患者生理、心理與情緒上的困境，就越想從研究中找出答案，也更強烈希望能為這個群體做點什麼。當時的我萬萬想不到，十多年後我會用上這些知識幫助自己的父親。

　　2017年父親過世，我哀痛莫名。我深愛我的父親。如果你認識他，就會知道他像一盞明燈，不只照亮我的生命，也照亮他周遭所有人的生命。他是個以自身職務為榮的海軍陸戰隊員，越戰時期曾經兩度擔任攻擊直升機飛行員，隸屬名為「醜天使」（Ugly Angels）的陸戰中隊。他也曾經是泛美航空的機師，駕駛747客機繞著地球轉。不出勤的時候他喜歡為社區服務，曾經擔

任機動消防員長達25年。在我和很多人心目中，他真心熱愛他的國家，也是真正的美國英雄。

正因如此，看見這樣一個強大、英勇又無私的人身體日漸退化，更叫人不忍心。到後來他連筆都拿不穩，沒辦法拿杯子喝水，走路拖著腳步，也照顧不了他的2匹馬絲絨和皮皮。一開始我們不知道他得了帕金森氏症。他在確診前20年就出現顫抖症狀，我們家人和他都認為那只是老化的自然現象。我進入亞曼診所後，他的症狀越來越嚴重，我們再也沒辦法視而不見。我知道他的神經系統出了問題，更知道我們必須採取對策。

等我發現他有帕金森氏症的症狀，我收拾起拒絕相信與痛心，化傷痛為力量。我鼓勵他採用我們為橄欖球運動員設計的每一種認知功能療法，包括高壓氧治療、營養素補充和針灸。除此之外，多年來我持續灌輸他各種健康概念，吃有益大腦健康的食物，比如盡量選擇有機食物，以蔬食為主的原形食物，避開基因改造食品。我幫他做了些調整，用全穀類取代白麵包、杏仁奶取代全脂牛奶，鼓勵他每星期至少吃2份海鮮。

他願意全力配合調整飲食，補充營養素，規律運動，卻也非常固執，不喜歡自己變成病人。換句話說，他不肯進高壓氧室、拒絕特殊注射劑或五花八門的神經檢查，也不喜歡被人拿針又戳又刺。

　　但我還是感到安慰，因為他做的調整確實改善了他的生活品質，雖然成效有限，卻有顯著意義。這些改變讓他在餐廳用餐時刀叉拿得更穩、更精準，這麼一來他不再覺得沒面子，更願意出門。他走路時腳步也更穩，更能保持平衡，可以在穀倉多陪陪他的馬兒，不必擔心摔倒！（不過他會靠在馬兒身上撐住自己。）

　　只要想到父親，我就心痛不已，他曾經那麼健壯，開飛機載著人們飛往世界各地，或戰時送士兵出入戰區執行救援任務，如今卻變得這麼衰弱。那段時期我並沒有喪氣，因為我知道我有豐富的腦科學知識，知道不管情況多麼絕望，我們始終可以嘗試調整生活習慣和採用其他療法。能夠在他過世前那幾年運用各種支持療法帶給他力量，對我來說意義非凡。

　　不管你現在遭遇什麼困境或承受任何病痛，我都希望你也能認識大腦。你的大腦是極其精妙的器官，而你握有讓自己更敏銳、更健康、更快樂的力量，不能因為知識不足白白浪費。

大腦基本概論：認識人體最複雜的器官

　　人腦平均重量大約1.3公斤，每個人都不一樣，視身高、體重與性別而定。男性的腦容量平均比女性大，男女各自大約是1,274立方公分和1,131立方公分。[1] 從數字來看，男性的大腦大約比女

性大10%，但男性的體格通常也比女性高大，所以他們的腦容量也對應這個差別。不過，腦容量大不代表比較聰明：研究顯示兩性的智力不相上下。[2]

兩性的智力雖然沒有差別，大腦結構卻略有不同。男性前後腦之間的連結似乎比較緊密，因此對周遭環境的感知與覺察比較敏銳。[3] 相對地，女性左腦與右腦之間的連結比較多，方便她們比對資訊，做出更全面的結論。不過，有些研究人員表示，這些差異不是天生的，而是我們成長與社會化過程附帶的生物學結果。[4]

人腦有近千億個神經元，另有數量或許只多不少的神經膠質細胞。神經膠質細胞的作用是支援神經元，幫助它們協調各神經元網絡之間的活動、輸送化學物質與清除代謝廢物。

每個神經元可以經由突觸與超過1萬個神經元聯繫。所謂突觸是一種接觸點，方便細胞相互傳遞電子信息、化學信號和其他資訊。這種規模龐大的聯繫讓我們的大腦極其忙碌，可以創造超過100萬億個連結。100萬億大約是銀河系星辰數量的1千倍。[5]

這些聯繫也不是龜速進行：神經元以超高速處理資訊，每秒通過突觸傳送約1千次神經脈衝，也就是信號。[6] 有些脈衝以極快的速度在身體與腦之間傳遞，每小時可高達431公里，比一級方程式賽車更快。有些資訊傳送的速度則慢得多，大約每小時

1.6公里。[7]

　　不管速度快慢，這種神經活動的頻率相當驚人，我們的大腦因此產生真正的電流。具體來說，大腦產生的電活動足以點亮一顆低瓦數燈泡。幾年前有個科學作家甚至發現，我們的大腦所產生的電力可以在大約70小時內充飽iPhone 5C手機。[8]

　　神經元向其他神經元發送信號，是為了執行某些功能。比如理解眼睛看見的事物，或回想同事或朋友的名字。這種神經元之間的連串通訊稱為神經網絡或路徑。當神經元在同一個網絡反覆不斷溝通，這個網絡就會更牢固。

　　但神經網絡有別於州際公路，它不像公路可以讓駕駛人走同樣的固定路線從A地到達B地。相反地，我們的神經網絡可以經常改變路徑，既有路線會因為我們長期的生活習慣改變方向，甚至遭到摧毀。我們也可以透過學習新資訊、改變某些習慣或用其他方法挑戰大腦，創造新的神經路徑。

　　至於我們的心智儲存容量，大腦的表現完勝iPhone手機，甚至桌上型電腦。人腦的儲存量相當於250萬G的數位記憶。[9]相較之下，就算最新款的智慧型手機，記憶體也只有512G。換個角度來看，根據《科學人》雜誌（*Scientific American*）報導，如果我們的大腦可以側錄電視，它可以收錄大約3億小時的節目，足以讓電視機連續播放超過300年。[10]

科學家喜歡拿電腦跟人腦做比較，但人腦的組成跟電腦天差地別。以重量來說，人腦75%是水，以組成物質來論，60%是脂肪。這代表我們的腦需要充足的水分，才能確保足夠的血液流量，並能從我們的飲食取得必需脂肪酸。身體無法製造脂肪酸，只能從飲食中獲得，所以飲食對大腦整體健康才會那麼重要（我們會在第三章深入探討這個話題）。

我們的腦還需要持續的葡萄糖供應，才能正常運作。我們的腦跟肌肉和肝臟不同，它無法儲存葡萄糖，必須有足夠的血液通過，神經元才能有效活化與運作。另外，我們的腦還需要從飲食取得大量維生素、礦物質、電解質和其他營養素。

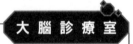

大 腦 診 療 室

馬克的故事
電視主持人收看大腦健康實境秀的緣起

馬克·史泰因斯（Mark Steines）是電視台記者兼體育主播，曾經獲頒艾美獎，已經在電視螢幕上播報超過30年，有數百萬人在電視上看過他，他最知名的節目是《今夜娛樂》（*Entertainment Tonight*）和《家與家人》（*Home and Family*）。

　　很多人不知道的是，馬克進入電視台以前，曾經是個傑出的橄欖球運動員，拿全額體育獎學金進北愛荷華大學就讀。他是後衛球員，球齡11年，夢想進入國家橄欖球聯盟。但他大四時十字韌帶斷裂，運動生命從此告終。受傷後他轉戰電視台，對運動的熱愛未曾稍減，至今仍然密切關注球壇動態，每年主持玫瑰花車遊行，訪問職業球員。

　　我在2005年認識馬克，跟他成為好朋友。早年我跟同事做國家橄欖球聯盟球員的研究時，他積極關注我們的進度。2013年他邀請我上《家與家人》節目，介紹我們的研究結果。我在電視機前毫不隱諱地暢談猛烈撞擊對大腦的影響，他聽得既驚訝又憂心。

　　馬克雖然接觸橄欖球運動幾十年，卻不了解這種運動對大腦的傷害，我們做研究那段時間碰到的每個人其實都跟他一樣。因為我，他才真正意識到腦震盪的後果，也了解到從事這種美國人最熱愛的運動多年後，認知功能會受到多麼嚴重的破壞。

　　馬克認識我以前，對橄欖球運動的態度跟很多球員一樣。橄欖球與其說是運動，不如說是肉搏戰，球員覺得「腦袋挨撞」再正常不過，甚至是一種傳承儀式。馬

克打球的那個年代，如果因為頭部撞擊退場，會被視為弱者。相反地，你應該一笑置之，繼續比賽，不找醫生，甚至不喊暫停。

我們認識以後，馬克開始了解到，大腦不是他頭殼裡的抽象物體，承受連番撞擊一定會留下後遺症。他終於知道，大腦跟他身體其他部位（比如膝蓋、鼠蹊或頸部）沒有差別，唯一的不同是它珍貴得多。它一旦受到傷害，恐怕不像斷裂的十字韌帶、拉傷的鼠蹊部，甚至碎裂的椎間盤那麼容易復元。

隨著馬克對大腦了解越多，他的擔憂從自己受到的影響轉到2個青少年兒子身上，因為他們正在打奪旗橄欖球。在我們的研究成果發表以前，他一直希望有個兒子能擁有比他更長久的運動員生涯。如今他重新考慮要不要讓他們繼續打奪旗橄欖球。幸好他2個兒子對藝術更感興趣，最後都離開球場（其中一個成為音樂家，另一個是錄音師）。

現在馬克對自己的大腦的看法跟當年打球時大不相同。過去如果他腦子裡出現他不想聽的念頭，他會反抗它：比如當他的大腦說，你跑得沒有對手快；如果你不出賽，就不可能變成職業運動員；你需要休息。他會告訴

自己，別理那些廢話；別想太多。他跟很多球員一樣被制約，只知道埋頭衝進球場，不在乎腦子裡的聲音。

　　現在馬克說他關心他的大腦，因為他已經明白認知功能對他目前的健康和未來的幸福有多重要。他知道他的心智是一場他需要主持一輩子的節目，讓他能夠在電視上滔滔不絕、保有記憶力，也能幫助他長久維持跟家人之間的親密關係。

❤ 克莉絲汀的叮嚀 ❤

如果兒孫輩從事撞擊類運動，你越了解大腦，就越能協助他們對未來的運動生涯做更正確的決定。善用你在本書學到的知識，跟另一半或孩子的教練聊聊怎麼做對孩子的認知健康最有益。

掌管高層次思考的區域與左右腦的真相

　　大多數人都知道人腦有2種組織：灰質與白質。但它們真正的功能是什麼？

　　灰質以它淡淡的粉灰色澤得名，含有大腦絕大多數神經元，

也具備處理資訊、思考、推理與記憶等功能。白質主要成分則是神經纖維，負責神經元之間的有效溝通。白質同樣以色澤命名，是珍珠白的脂肪狀物質。這種物質是髓磷脂（myelin），包覆在軸突（axon）周遭。以20歲年輕人為例，在髓磷脂包裹下的軸突如果伸展開來，裡面的神經纖維全長大約16萬公里。[11] 相當於地球圓周的4倍有餘。

除了灰質與白質，我們的腦主要有3個部分：大腦、小腦與腦幹。大腦是人腦最大的部分，占腦部體積的80%。[12] 大腦位在大腦最前方，掌管高層次認知功能，比如學習、思考、解決問題、語言技巧與記憶。大腦也負責詮釋眼睛、耳朵、皮膚、鼻子和嘴巴傳遞過來的感官信號，控制我們的許多感受與情緒。

大腦又可分為2個半腦：右腦和左腦。左腦控制身體右側，右腦則是控制身體左側。左右腦透過一大束約2億條神經纖維相互連接，稱為胼胝體（Corpus callosum）。

我們對左右腦的了解，都來自對胼胝體被切除的患者的研究。這種手術過去曾行之多年，是為了避免癲癇腦波從一個半腦傳遞到另一個半腦，如今已經不再施行。這種手術雖能成功阻斷左右腦之間的溝通管道，卻導致裂腦症候群（split-brain syndrome）。裂腦症候群患者很多方面的表現都算正常，卻會認不出某些物品，想不出常用字詞。他們也無法學習需要雙手各自

獨立操作的新技巧，譬如彈鋼琴。

雖然有人認為慣用右手的人是由左腦操控，而慣用左手的人則由右腦操控，卻沒有科學研究能證實這種說法。[13] 不管慣用左手或右手，都會使用到左右半腦。只不過，二者使用左右半腦的方式有所不同。[14]

左腦主要掌管語言、理解力、數學與寫作能力。大約有97%的人的語言能力來自左腦，這些人的右腦在語言方面的貢獻有的極小，有的甚至是零。[15] 左腦的神經元數量也比右腦多。[16]

我們的空間方向感、視覺與藝術能力、臉部辨識和音樂才能則來自右腦。右腦也負責我們的情感與非語言交流。[17]

我們的左右半腦各有4個區塊。額葉（frontal lobe）是最大的一塊，位在大腦的前半部上方，是大腦執行功能（也就是高層次思考）的總部。額葉也控制我們的自主性體能活動，也就是我們想要身體或四肢做的動作，例如走到房間另一頭，或舉起手拿東西。

頂葉（parietal lobe）就在額葉後面，在大腦後側上方，可以詮釋諸如滋味、溫度、觸感、壓覺與疼痛等感官信號。頂葉也協助我們執行空間辨認、閱讀與計算等技能。

顳葉（temporal lobe）就在耳朵上方、額葉與頂葉底下，協助處理記憶與聲音。最後是枕葉（occipital lobe），位在大腦後側，

是4個區塊之中最小的一塊，負責協調視覺的各種要素。

有些科學家認為大腦還有第五個區塊，名為邊緣葉（limbic lobe）。這個區塊確實存在，是個馬蹄形構造，藏在大腦深處，協助控管直覺行為、情緒與記憶。這個區域是科學家所說的邊緣系統（limbic system）的一部分。邊緣系統控制我們對事件與形勢的情緒反應，以及記憶回想和飢餓、飽足、性興奮等感覺。

除了大腦之外，腦部另外2個主要部位是小腦與腦幹。小腦位在腦部後側大腦底下，是由神經元組成的繁複球體，協助控制動作與平衡、眼球運動，以及我們成長過程中學習的精細動作技能，比如騎自行車或彈奏樂器。小腦雖然只占腦部總體積的10%，卻擁有50%的神經元，因而成為我們彌足珍貴的神經資產。不過，卻也有少數幾個沒有小腦依然存活的案例。[18]

腦幹就在小腦下方，沿著頸部向下延伸到脊髓。腦幹是人腦最早發展出來的部位，控制身體的呼吸、心率、體溫和消化等自律功能。腦幹也協助控制身體的非自主動作，例如心臟的跳動、肺臟的擴張與收縮，並且處理大腦與身體之間數以百萬計的信息。

人腦生物學：了解神經科學的6個大腦區域

不需要神經科學學位就能讀懂本書。只要先弄懂大腦最重要的構造，也就是大腦皮質和組成邊緣系統的各個部分：

視丘（thalamus）：位在大腦正中央，常被稱為大腦其他部位的中央樞紐或轉運站。視丘的體積大約相當於2顆核桃，負責處理嗅覺以外的大多數外來感官信號，也協助控制疼痛感、注意力、警覺性和某些類型的認知思考。

下視丘（hypothalamus）：這個杏仁大小的組織位在視丘底下，連接神經系統與掌管荷爾蒙的內分泌系統。下視丘協助腦下垂體分泌荷爾蒙，調節睡眠、飢餓、口渴、體重、體溫等狀態。

海馬迴：是大腦掌控記憶、腦細胞新生和認知疾病預防的最重要區域。海馬迴位在視丘與下視丘下方的大腦深處，負責儲存與喚回記憶、學習資訊及調節空間定位。海馬迴如果受損，會導致認知功能退化。

杏仁核：位於海馬迴附近，是大腦最神奇的構造，協助控制

我們的恐懼反應、情緒與愉悅感。杏仁核引發的恐懼反應有可能極其強烈，叫人心驚肉跳，所以有人稱它為大腦的恐懼中心。有時我們理性腦的其他部位甚至還沒來得及「思考」，杏仁核已經促發恐懼反應，關閉有助於做出正確決策的神經路徑。[19] 這種現象稱為「杏仁核綁架」，會導致過度反應。

杏仁核的尺寸關係重大。杏仁核比較大的人，侵略性比較強。研究顯示有精神病傾向的人，杏仁核通常比較大，也比較活躍。[20] 有些人甚至選擇手術切除杏仁核，以限制侵略性、降低恐懼與焦慮。

扣帶迴（cingulate gyrus）：位於大腦中央的彎曲帶狀構造，包裹在胼胝體（連接左右腦的神經束）外圍。扣帶迴分為前扣帶迴與後扣帶迴兩部分，通常被視為大腦高層次認知功能的區域與邊緣系統的情緒中心之間的介面。整體來說，扣帶迴協助掌管我們的情緒、動機、決策、記憶、學習，以及身體的某些自律功能。

前額葉皮質（prefrontal cortex）：這個構造雖然不屬於邊緣系統，卻也不容忽視。前額葉皮質位在大腦皮質的前側。大腦皮質是薄薄一層摺疊狀的灰質，覆蓋整個大腦，讓大腦看起來

像布滿皺摺的核桃。前額葉皮質在很多執行功能扮演重要角色，比如專注、衝動管控、制定計畫、推理、決策及預期行為調整。

意識、潛意識與無意識的祕密

討論大腦的書籍竟然也談到意識，你覺得很驚訝嗎？很多人也跟你有相同感受。20世紀大多數時間裡，科學家認為意識跟神經科學沒多大關係。直到1990年代大腦造影技術進步，神經科學家開始發現，大腦對意識有深遠影響，反之亦然。[21] 後來的研究顯示，昏迷的病患聽見語音信號時，仍然有大腦活動。也就是說，即使大腦處於無意識狀態，意識仍然在運作，[22] 更加確認上述觀點。

意識是我們所知的思想、情緒與記憶的源頭。意識方便我們執行理性思考，讓我們擁有獨特的自由意志。基本上，我們與地球上其他生命的不同，就在我們有意識。

大多數人誤以為我們所有思想與觀念都來自意識。真實的情況是，我們每天生出的大約5萬到7萬個念頭之中，只有10%來自意識。奧地利知名神經科醫生兼精神分析師佛洛依德（Sigmund Freud）指出，我們絕大多數的思緒來自潛意識，大約占我們每天生出的念頭50%到60%。另外30%到40%的念頭則源

自無意識。

潛意識有時又稱為前意識,被視為意識的子集(subset)。我們暫時用不到的記憶、習慣與行為就儲存在這裡。[23] 如果我們想要回想某個隨機記憶,比如手機號碼、昨天午餐吃什麼,或隔天的工作會議什麼時間開始,就可以向潛意識探詢。

無意識儲存的是我們無法任意提取的深層記憶,另外還有長久的情緒、習慣與行為,其中很多都是在我們童年早期就記錄在我們的腦子裡。[24]

意識、潛意識與無意識跟認知健康有什麼關係?一言以蔽之,每個念頭、行動與行為都會影響大腦的力量與表現,只要有正確的引導,很多人都能學會更妥善控制我們有意識的思維。

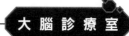

大腦診療室

伊莉莎白的故事
了解腦波與意識,她的人生從此改變

伊莉莎白是一名合格催眠治療師,幾年前我在一家物理治療中心認識了她。

她的工作主要是運用技巧安撫病患的意識,讓他們進入催眠狀態。如此一來病人就能存取更深層的覺

知，以便控制某些反覆發生的問題，例如慢性疼痛、焦慮、成癮、憂鬱、憂慮與恐懼症。

說得更具體點，我們做白日夢、沉迷於閱讀、慣性動作開車、煮料理、冥想或運動時，都可以進入催眠狀態。催眠療法讓治療師觸及深層腦波狀態，引導病患克服某些隱藏在潛意識的問題。

伊莉莎白已經累積多年工作經驗，卻相當欠缺以影像為基礎的大腦生物學知識。我教導她腦波方面的知識。所謂腦波是指神經元相互交流時的生理電波，有各種頻率與振幅，從高頻率低振幅到低頻率高振幅都有，只要知道技巧，還能夠調高或調低。將腦波頻率調高，可以創造一種高度覺知狀態，卻也會強化焦慮、能量與亢奮度。將腦波頻率調緩，則能減輕壓力，進入深層放鬆狀態。

我覺得伊莉莎白如果明白腦波振幅背後的原理，也許能更輕易帶領病患進入慢速腦波狀態，方便她探索他們的潛意識與無意識。在此同時也能幫助她判定哪些病人對治療比較有反應，又該如何治療催眠無效的患者。

我的猜測是正確的，課程進行幾個月後，伊莉莎白

告訴我，她運用新學到的知識調整執業方式，在治療上也有了過去難以想像的突破。

我們的課程也帶來另一個重要成果：伊莉莎白對自己的大腦更加了解，也知道她的念頭對她自己的身心與認知健康有多大的影響。在跟我學習的過程中，她了解到每一個念頭都能在大腦產生化學反應，進而影響身體。她開始留意從潛意識與無意識浮上意識的思緒，確認她能掌控的念頭都是正向的。我們會在第八章深入探討念頭的力量。

這些觀點聽起來或許光怪陸離，但大腦與身體之間的連結，以及它對我們的整體健康與快樂的潛在意義，卻絕非天方夜譚。正如伊莉莎白學到的，即使只是更深入了解大腦生物學與認知思考對身體的影響，就能對我們的整體生活品質產生深刻而長遠的影響。

❤ 克莉絲汀的叮嚀 ❤

熟悉大腦和它的運作方式，就更能控制負面念頭，也更了解身體與大腦的關係。

智力：何謂聰明

要閱讀或撰寫有關大腦的書，免不了要探討智力與神經科學的關係有多深。更重要的是，要了解如何提升智力。

簡單來說，智力是推理、解決問題、學習新資訊的心智能力，牽涉到感覺、記憶、注意力、語言與計畫的制定。比較麻煩的問題在於，智力究竟來自大腦的哪個區域。如今大多數研究人員都認同，智力是由大腦多個區域共同創造與維持。[25] 神經生物學的研究顯示，基因對我們的聰明與否也有些影響，但不是全部。基因也能決定大腦掌管高層次思考的認知區域的體積與效率。[26]

遺傳因素對智力有所影響，不代表智力就是固定不動，或不能隨著時間而改變。別忘了，人腦具有難以想像的可塑性，受到影響後可能對我們帶來助益或損害。研究顯示，我們可以透過不少方法來改變大腦、提升智力。其中最主要的方法或許並不令人意外，那就是學習新資訊與新技能。這麼做有助於強化神經元之間的交流，改造大腦負責高層次思考的部位。[27]

另一個提升智力的方法是改變飲食、運動和睡眠，並且調節壓力。根據研究，小小的行為改變最短2星期就能讓大腦更有效率，慢慢提升認知能力。[28]

　　心理狀態與思維的力量對整體智力也影響甚鉅。例如有個研究發現，知道智力可以改變的學生，在成績表現上比不知道智力的可塑性的學生還好。[29] 換句話說，知道並相信大腦可以改變，有助於提升認知功能。

觀 念 補 給 站

IQ測驗可信嗎？

　　IQ測驗，也就是智力測驗，是1900年代初期心理學家所開發，用來評估與排序學業表現。IQ成績是從一連串認知測驗而來。平均分數是100，低於100就被認定為不聰明，超過140的人據說是天才。（最受推崇的物理學家史蒂芬‧霍金〔Stephen Hawking〕與愛因斯坦的智商據估計有160。）

　　很多神經科學家與現代心理學家對IQ有所質疑。他們認為這種測驗評估的是學術能力，而非天生的智力。研究顯示，人們只要進一步升學、改變家庭或工作環境，甚至調整教養方式，就能拉高IQ分數。[30]

大腦的迷人事實與驚人真相

我對大腦可能比較偏心，畢竟我這輩子都在研究這個奇妙的器官。但我可以向你保證，我們的大腦有些令人著迷的事實，也存在某些叫人震撼的謠傳，就連最害怕神經科學的人也會感到驚訝又有趣。

第一個謠言是：我們只用到10%的腦。恰恰相反，我們使用百分之百的腦，即使在休息或入睡後也一樣。事實上，我們入睡後大腦仍相當活躍，執行各種重要任務，例如清理白天製造出來的廢物。

另一個迷思：人類的腦容量是所有物種中最大的。其實腦容量最大的是抹香鯨（也就是美國小說家梅爾維爾〔Herman Melville, 1819-1891〕的小說《白鯨記》〔*Moby Dick*〕裡的那條鯨魚），腦容量是人類的5倍。因為腦容量大，抹香鯨也比大多數哺乳類動物聰明。研究發現抹香鯨具有非凡的溝通能力，儘管牠們體型巨大不方便研究，科學家研究同屬海洋哺乳類的其他動物發現，牠們能辨認鏡子裡的自己，經過訓練也能找出海底礦脈和在海上失蹤的軍人。[31]

如果你有孩子，應該聽說過聽古典音樂的孩子會是幼兒園裡最聰明的。這裡有個壞消息要告訴貝多芬寶寶們：雖然坊間各

種音樂商品和DVD都聲稱聽古典音樂可以提升嬰兒的IQ,研究結果卻無法佐證。[32]

大腦負責處理疼痛的感官信號,但腦組織本身其實沒有痛覺。醫生對病人大腦施行手術,即使不麻醉也不會造成不適。那麼頭痛呢?雖然頭痛時腦子好像咻咻抽痛,真正的原因卻可能是肌肉緊繃、鼻竇問題、血管狹窄,或其他非關大腦的問題。[33]

說到頭痛,你體驗過快速吃喝冰涼食物導致的大腦急凍嗎?這種現象又稱冰淇淋頭痛,其實不是什麼大問題。吃一大桶冰凍的巧克力爆漿軟餅乾,不至於會對大腦造成損害。(對血糖和胰島素的影響又是另一回事了。)腦急凍是大腦周遭的血管突然收縮造成。[34]科學家指出,腦急凍其實不是壞事,因為它提醒你吃冰冷食物時速度別太猛,藉此維持大腦內部的溫度。[35]

大腦另一個有益的適應作用是遺忘。我們的大腦內建記憶遺失機制,以免我們浪費珍貴的儲存空間回憶不相關的細節,阻礙我們記住需要知道的事項。[36]下回你忘了某人的名字,或想不起錢包放在哪裡,別慌,那可能只是大腦的生存遊戲。

雖然沒有所謂左腦人或右腦人,但研究顯示,大腦的形狀確實會影響性格。研究人員發現,比較能接受新觀念和比較有好奇心和創造力的人,大腦皮質(大腦外面那層皺摺)通常比較薄,皮質區也比較大,皺摺比較多,容納更多神經元。相反地,有

神經質傾向的人皮質通常比較厚、皮質區比較小,皺摺數量自然也比較少。[37]

有趣的是,研究人員發現內向的人前額葉皮質區的灰質,比外向的人更大也更厚。由於前額葉皮質與抽象思考有關,科學家因此認為,這種構造上的不同或許是因為內向的人花比較多時間做抽象思考,較少與人交際,導致大腦結構改變。這再次證明我們的腦可塑性多麼高。[38]

影響大腦的7種常見病症

你越是了解哪些病症會影響認知健康,對那些疾病的擔憂就越少。你會在這本書裡學到如何提前防範並對抗這些疾病,打造更健康、更快樂的大腦。

1、阿茲海默症:據估計美國有580萬人罹患阿茲海默症,65歲以上的人口發病率大約10%。阿茲海默症也因此成為美國最常見的神經退化疾病。[39] 隨著研究日益先進,科學家相信阿茲海默症的致病原因除了是一種名為類澱粉蛋白斑塊的異常物質在大腦堆積,另外就是由濤蛋白(tau)組成的神經纖維糾結。阿茲海默症的症狀包括記憶喪失、難以理解或執行熟悉的任

務、判斷力變差,以及其他行為與社交問題。在症狀出現前幾十
年,大腦掃描就可以發現異常。

2、帕金森氏症:帕金森氏症是美國第二大神經退化疾病,
大約有150萬人罹患此種病症。這種病會導致肌肉僵硬、顫抖
與行動遲緩。科學家還無法確定帕金森氏症的病因,但基因突
變、環境中的化學物質和頭部創傷都是可能因素。除了上述症狀
以外,患者在姿勢動作、寫字和說話等方面都可能發生困難。

3、失智症:失智症本身不是某種特定疾病,而是各種涉及記
憶、理性思考與社交傾向等認知功能退化症狀的泛稱。阿茲海默
症是最普遍的失智症,占所有失智症的60-70%,帕金森氏症患
者隨著病情發展,也有失智的可能。根據估計,55歲以上的人口
之中,女性的發病率是每6人有1人,男性則是每10有1人。

4、輕微創傷性腦損傷(腦震盪):過去幾十年來,由於接觸
運動導致腦震盪的件數增加,輕微創傷性腦損傷變成運動員關
切的話題。所謂輕微創傷性腦損傷是指大腦受到撞擊失去意識
不超過30分鐘(超過30分鐘則是創傷性腦損傷)。[40] 據估計美
國每年在體育競賽與其他休閒活動發生的腦震盪件數介於160

萬到380萬件之間。[41] 臨床症狀通常不明顯,包括記憶喪失、倦怠、頭痛、視力受損與情緒變化。重複承受大腦輕微撞擊或腦震盪,時日一久可能導致慢性創傷性腦病變,這是一種退化性大腦疾病,好發於運動員與老兵。

5、焦慮:焦慮是美國最普遍的心理健康問題,18歲以上的人口每年約有4千萬人受影響。心理健康跟大腦有什麼關係?以焦慮為例,研究人員認為,發生原因是大腦特定神經路徑與杏仁核等區域過度興奮。焦慮的心理症狀包括擔憂、緊張、心神不寧、不安,其他還有倦怠、易怒、肌肉緊繃與睡眠問題等。

6、憂鬱症:憂鬱症與焦慮類似,也根源於大腦的生物學問題。化學物質失衡可能會導致憂鬱,但問題更可能發生在神經傳導層面。大腦的化學反應多達數百萬種,光是化學物質問題未必會誘發憂鬱症。海馬迴等區域發生病變也是關鍵因素。另外,可能造成憂鬱症的原因還包括基因、工作、睡眠模式、處方藥物等。美國國家衛生研究院指出,美國有1千7百萬人至少發生過一次重度憂鬱。[42] 美國疾病控制與預防中心(The Centers for Disease Control and Prevention)也估計,美國每2個星期內都有8%的人口受憂鬱症折磨。[43]

7、中風：中風與創傷性腦損傷類似，都可能導致明顯的神經退化後遺症。中風的發生是因為大腦血管堵塞，氧氣與營養素無法送達腦細胞，於是神經元快速死亡，引發一連串身體與認知問題。立即的症狀包括突然癱瘓（通常發生在身體一側），說話與理解困難、視力受損與全身肌肉無力。中風會導致記憶喪失、認知思考能力減弱與永久性腦損傷。美國每年有將近80萬人中風，也就是平均每40秒發生一例。[44]

Chapter 3
健腦飲食法

當初我們在亞曼診所做的國家橄欖球聯盟運動員臨床研究，邀來第一批15名球員後，就發現他們腦部受損的情況比我們預期更嚴重。由於大多數球員都有過重或肥胖問題，我們的當務之急是鼓勵他們減重，因為體脂肪過多會嚴重衝擊腦部功能。

儘管如此，當診所創辦人丹尼爾‧亞曼博士（Dr. Daniel Amen）要我帶領球員組成的減重團體，我還是相當意外。當時我心想，我是個神經科學家，不是吉莉安‧麥可斯（Jillian Michaels）那樣的健身專家。這些人都是職業運動員！他們知道該怎麼吃、怎麼鍛鍊，維持適合比賽的體能狀況。

由於大多數球員都分散在全國各地，我於是選定所有人都方便的時間，每2個月舉辦一次網路課程。我製作PowerPoint簡報，教導他們該怎麼吃才能為腦部補充營養。令我驚奇的是，他們每次上課都踴躍提問，想進一步了解選擇對的食物對大腦有

什麼幫助。這個團體持續上了一年多的課，而成員之間很快就發展出緊密關係，彼此分享飲食過量和對食物的渴望與控制的想法。團體成員也很快對我產生信任，開始喊我「克教練」。

我教導他們的課程內容包括哪些食物對大腦最有益、人工甘味劑的危害、如何看食物標示、為什麼要吃有機食物、為什麼要多攝取omega-3、地中海飲食怎麼吃才正確，以及吃低升糖指數（glycemic index，簡稱GI）飲食有什麼好處，又該怎麼吃。

我設計了各種膳食搭配供他們採用，包括一套地中海飲食、一套低GI飲食，另一套則是專為不愛自己動手做的人設計，選用一家標榜有機、非基改的全國連鎖超市的調理食品。

我甚至讓他們看我父親的購物車照片，因為裡面總是塞滿有益腦部健康的食物。如果一個身體顫抖的70歲老人都能受到激勵，願意採購並食用健腦食物，這些男人一定也辦得到。每次課程結束前，我會提供一份食譜，使用的食材都有益腦部健康。

我喜歡在加州大學洛杉磯分校大學部教課，卻出乎意料地發現自己也非常樂意教導運動員選擇更好的生活習慣來照顧大腦。運動員習慣接受訓練，課程因此進行更順利。因為他們長久以來都在接受指導，用積極主動的態度回應，所以才能成功改造自己。他們熱衷遵從指示，也配合推翻過去的飲食習慣。

隨著時間過去，整個團體變成一個擁有共同目標（讓腦部更健康）的運動員大家庭。這個團體成效極佳，後來我也在診所帶領類似課程。很多球員希望繼續參加，有些人也真的持續多年，我因此繼續在他們的認知健康旅途上扮演親密又活躍的旅伴。

在我們的課程中，腦部健康始終是首要考量，減重是附帶成效。每個人都有興趣減重，所以接受度很高。也有很多人不敢相信只要遵守增進他們認知健康的飲食計畫，就能甩掉脂肪。

我可以自豪地說，所有想要減重的人都達到目的了。每個人減去的體重有高有低：有人減掉15公斤，也有人減掉35公斤。不管怎樣，這個課程不只是為了減重，更重要的是建立並鞏固能陪伴他們一生的健腦習慣。

本章介紹的健腦飲食法共有7個步驟，都是國家橄欖球聯盟減重團體課程的基本原則。這個計畫鼓勵你循序漸進，每天在飲食上做些小調整，達到保護腦部的目標。主要目的是讓大腦更健康，不過，如果你希望減重，當然也沒問題。

即使你覺得自己的飲食已經符合標準，我仍然希望你仔細閱讀每個步驟，裡面或許有些你還不知道的特殊建議。在後面的「綜合整理」，我會說明每一類食物每天該吃多少份，什麼時候可以喝酒，以及你可以如何依照個人需求調整飲食計畫。

第一步：簡單替換食物拯救你的腦

在這個追求便利、著重包裝的時代，美國人每天攝取的熱量，有將近60%來自加工食品。這些多半是即食的包裝食品，是實驗室製造出來的合成商品，而非真正的農產品。[1] 加工食品包括薯片、脆餅、早餐穀片、冷凍料理、汽水、無糖汽水、甜餅乾、糖果、番茄醬、各種沙拉醬、義大利麵、麵包、水果優格、熟食肉品，以及商店貨架上的絕大多數食品。

加工食品到底哪裡不好？一言以蔽之，全部都不好。這些東西含有過多熱量、糖分、不健康的油脂、無用的碳水化合物與有害化學物質。在此同時它們也欠缺能讓腦部有效運作，或甚至是腦細胞存活所需的營養素。

與病患接觸的過程中，我發現他們很多人都誤以為自己的血糖很低。他們告訴我他們不吃糖果或不喝汽水，甜點也只是偶爾吃吃。但我們吃的東西幾乎都含有糖分，不只是汽水、果汁、甜餅乾、果醬、蛋糕和糖果這些典型甜食，還包括冰沙、蛋白質能量棒、優格、早餐穀片、麵包、脆餅、番茄醬、沙拉醬、市售醬汁、運動飲料和咖啡飲料。即使是有機、素食、低脂或無麩質食品，也可能含有大量糖分。糖的使用實在太普遍，美國人平均每天吃掉17茶匙的糖，比每日飲食建議量多出10茶匙。[2]

　　加工食品不只是糖分炸彈，同時也含有各種化學添加物，例如防腐劑、乳化劑、人工色素、氫化油、人工甘味劑、人工調味料、味精與丙烯醯胺（acrylamide）之類的已知致癌物。這些食品添加劑讓食品更美味，看起來更誘人，在貨架上擺放幾個月甚至幾年也不會變質。

　　可是食品添加劑不是食物。研究顯示，這些化學物質會增加癌症、心臟病、糖尿病和幾乎所有慢性病的風險，甚至導致壽命縮短。₃ 這些化學物質會妨礙大腦的記憶力與專注力，限制輸往腦部的血流量，增加認知退化與疾病的危險。

　　加工食品唯一的好處是，避開它們一點也不難：吃原形食物就對了。原形食物就是食品工業化生產以前人們吃的東西，直接來自小農或大型農場，沒有任何添加或改造。

　　近年來「原形食物」這個詞雖然已經變得老套，但我們還是必須了解何謂原形食物，了解它們為什麼對腦部健康極其重要。簡言之，原形食物含有不同種類的複合式碳水化合物、油脂、蛋白質、纖維、維生素、礦物質、抗氧化物和其他營養素，幫助大腦與身體正常運作。每次你吃進原形食物，就等於吃進最強效的綜合維生素，而且沒有多餘的糖分和化學添加物。

　　把加工食品換成原形食物，就足以促進腦部血液循環、生成新神經元、減少發炎反應，更別提其他各種健康上的好處。

第二步：攝取更多優質脂肪

我們的腦有60%是脂肪，因此膳食脂肪是維護認知功能健全舉足輕重的一環。無論是神經細胞膜的生成或細胞的正常運作，都需要脂肪。

脂肪，亦即油脂，也是腦部髓鞘的主要成分，髓鞘包覆神經纖維，讓神經元更迅速有效地傳遞信息。油脂能促進腦部血液循環和腦細胞新生，與高層次思考有關的所有構造與功能，也都少不了油脂。膳食脂肪攝取不足可能造成神經退化，罹患阿茲海默症或帕金森氏症等退化性疾病的風險也會升高。

所有人都需要多攝取的油脂

不過，不是所有油脂都對腦部有利。腦部最需要的油脂，恰恰是我們攝取得最少的那種：必需脂肪酸。必需脂肪酸，尤其是魚類和海鮮所含的那種，是維護腦部功能健全的關鍵。[4]

我們的身體無法製造必需脂肪酸，只能從食物或補充劑取得。美國醫學研究所食品與營養委員會（Institute of Medicine's Food and Nutrition Board）雖然沒有明訂omega-3的EPA或DHA攝取建議量，[5] 美國心臟學會（American Heart Association）卻建

議每週至少攝取2份魚肉，以補充EPA與DHA，每份魚肉大約100公克。₆這些建議非常重要，因為相關單位估計，美國90%的人口沒有從海鮮攝取足夠的海洋EPA與DHA。₇

omega-3總共有3種類型：α-亞麻酸、二十碳五烯酸（eicosa pentaenoic acid，即EPA）與二十二碳六烯酸（docosahexaenoic acid，即DHA）。其中α-亞麻酸來源有堅果、芥花子油、亞麻子與其他植物；EPA與DHA的來源則是魚類與海鮮。雖然每一種omega-3都有助於增進腦部功能，但最重要的必需脂肪酸是DHA。

腦部90%的脂肪酸都是DHA，這種必需脂肪酸對幾乎所有腦部功能都不可或缺，比如神經元的存活與生長、神經可塑性、突觸傳導、腦部血液循環與神經細胞膜的健全等，影響我們的記憶、專注力、解決問題與資訊處理等能力。

一般人的飲食通常富含α-亞麻酸，因為我們常吃的堅果和豆類等植物都有這種必需脂肪酸。我們的身體可以將我們攝取的一部分α-亞麻酸轉換成DHA，但只有大約15%可以同時轉換成DHA與EPA兩種脂肪酸。₈為了增進腦部健康，我們需要攝取DHA含量更高的食物。別忘了，我們的身體無法自行製造出足夠的DHA。以下幾個方法可以幫助我們攝取更多DHA：

1、擁抱海洋：DHA含量最高的食物是鮭魚、鮪魚、鱒魚、淡

菜、鯡魚、鯖魚等。一般來說，油脂豐富的冷水魚類omega-3量比鱸魚、鯛魚和鱈魚多。更好的是，這類魚肉每星期只要攝取1到2份，就能獲得足夠的DHA。

2、不是所有魚肉都有魚腥味：如果你不喜歡海鮮的腥味，那就選擇比目魚、黑線鱈、鯰魚、鱒魚或北極鮭魚。魚肉跟雞肉類似，會吸收你添加的任何調味料或醬汁，尤其是鱈魚。烹調方式不妨求新求變，比如墨黑哥魚肉卷餅、魚肉漢堡、烤燕麥片魚條和貝類海鮮湯。

3、聰明挑海鮮：野生與養殖魚類都可能含有對腦部有害的多氯聯苯和汞，我們必須盡可能避免攝取這類有害的化學物質。在市場或餐廳挑選魚類之前，先使用美國加州蒙特利灣水族館優質海鮮選擇指南（Monterey Bay Aquarium's Seafood Watch）的應用程式或網站，查詢相關的安全資訊，這個指南提供魚類的健康與永續性等資訊。

4、愛上2種水中植物。DHA如果攝取不足，海鮮並不是唯一選擇。藻類，尤其是海藻與螺旋藻（一種藍綠藻）也含有不易取得的DHA，只是含量比較低。這2種藻類除了含有DHA，還有高

濃度的微量營養素。我們會在第五章進一步介紹螺旋藻與攝取
方法。

5、盡量攝取α-亞麻酸。雖然魚類DHA含量最高，但我們
可以將部分α-亞麻酸轉換為DHA和EPA。想要讓身體獲得轉換
的最大好處，就選擇富含α-亞麻酸的食物，例如奇亞籽、大麻
子、亞麻子、核桃、毛豆和腰豆。某些植物的油脂也有豐富的α-
亞麻酸，比如亞麻、核桃、大麻和奇亞（學名芡歐鼠尾草）。

6、審慎選購營養補充劑。由於現代人omega-3普遍攝取不
足，如今超市貨架上的許多商品都標榜添加DHA與EPA，例如早
餐穀片、柳橙汁、能量棒、沙拉醬，甚至燒烤食物。可是這些食
物很多都經過過度加工，糖分、精緻碳水化合物和化學物質的含
量比DHA含量更高。

飽和脂肪與膽固醇的真相：什麼該吃、什麼該避免

飽和脂肪和膳食膽固醇真是傳說中的健康殺手嗎？這個問
題近10年來在飲食界引起爭論。我們的腦與身體其他部位一樣，
需要飽和脂肪和膽固醇，才能有效運作。飽和脂肪對細胞膜的生

成格外重要；膽固醇的功用也不少，除了對生理功能的助益，也是製造有益認知健康的荷爾蒙的關鍵。

然而，主張我們應該多吃培根、牛排、蛋和乳酪的人，其實並不了解什麼對腦部健康最好。幾乎所有大規模長期研究都顯示，攝取過多飽和脂肪和不健康的低密度膽固醇，對腦部可能造成嚴重傷害，導致發炎、記憶損害及情緒障礙，並且增加罹患阿茲海默症等疾病的風險。9（第十章會介紹低密度膽固醇。）

由於我們還是需要飽和脂肪和膽固醇來維持腦部健康，我建議選擇椰子和椰子油。這2種都是飽和脂肪：椰子油大約90%都是飽和脂肪，比豬油多出2倍以上。不過椰子油的飽和脂肪與動物的肉、蛋、牛奶與加工食品的飽和脂肪不同。

椰子油的飽和脂肪稱為中鏈三酸甘油脂（medium-chain triglyceride，簡稱MTC），這種脂肪的結構比奶、蛋、肉或加工食品所含的長鏈三酸甘油脂（long-chain triglycerides）來得短，因此更容易吸收，也更快轉換成腦部與身體需要的燃料。10 基於這個原因，中鏈三酸甘油脂比較不會變成脂肪堆積在體內。研究顯示中鏈三酸甘油脂可以抑制食欲，降低不健康的膽固醇。

中鏈三酸甘油脂還能在腦部創造奇蹟，因為它能夠分解成酮，在葡萄糖缺席的時候為神經元提供燃料。中鏈三酸甘油脂也能改善腦部血液循環，對抗老化導致的神經元發炎問題。11

由於中鏈三酸甘油脂的好處不少，研究人員正在探索它治療阿茲海默症與失智症的可能性。[12]

椰子油很容易納入我們的日常飲食：它口味平淡，可以取代烹調用油；不會因為高溫變質，因此適合煎、烤或其他烹調方式；在室溫下呈固體狀態，可以在烘焙時取代奶油。

第三步：碳水化合物還是得吃，包括遭到誤解與排斥的那種

腦部需要不間斷的葡萄糖供應，才能正常運作。葡萄糖最好的來源是碳水化合物，因為它比來自脂肪或蛋白質的葡萄糖更容易被我們的身體分解為單醣。這不代表你應該大吃麵包、麵類、餅乾和薯片。精製或單一碳水化合物會毒害認知健康。它們通常糖分過高，造成葡萄糖飆升，干擾神經元功能，還會使得大腦掌管認知功能的重要區域萎縮，導致記憶問題、無法思考，增加認知功能退化的危險。

對大腦最有益的是複合式碳水化合物，例如全穀類、蔬菜、堅果、豆類和水果，這些食物的纖維、維生素、礦物質和抗氧化物都比精製和單一碳水化合物更豐富。雖然複合式碳水化合物同樣含有糖分，但它的來源比較天然，分解的速度比精製

碳水化合物的糖分更慢。我們的身體消化複合式碳水化合物的速度也比較慢，因為它們是由比較長的分子鏈組成，讓你更有飽足感，也是比較持久的能量來源。

說到複合式碳水化合物，人們對全穀類有不少困惑。不少麵包、穀片、脆餅和冷凍調理食品等包裝食品聲稱含有全穀類，但這些產品也含有精製碳水化合物、糖和化學添加物。經過加工處理的「全穀」，纖維與健康油脂的含量通常比較低。

該吃哪一種全穀類？健康的全穀類包括糙米、野米、全穀燕麥、藜麥、莧籽、法羅麥（farro）、蕎麥、大麥和小米，都屬於低升糖指數族群。升糖指數用數字排列食物升高血糖的速度，數值從0到100，0表示沒有影響，100代表純葡萄糖，會讓血糖迅速大幅攀升。

某些現代飲食法不愛全穀類，比如原始人飲食（paleo diet）與生酮飲食。如果你希望促進腦部健康，我不建議你採用這類飲食法。水果和蔬菜雖然含有我們腦部需要的葡萄糖，全穀類卻是濃度最高的來源，消化速度比較慢，可以持續供應糖分。

全穀類富含纖維質、維生素B和E，以及其他增進認知功能的必要營養素。全穀類所含的營養素可以幫助製造神經傳導物質，包括讓人「心情愉悅」的化學物質血清素（所以攝取複合式碳水化合物之後會產生愉悅感）。

研究也顯示，多吃全穀類可以降低老化導致的認知退化風險。[13] 另外，全穀類吃得不多的人比較可能發生重度認知問題或疾病。[14]

健腦小訣竅

超市購物單：12種健腦全穀類

♠ 全穀燕麥　　　　　♠ 莧籽

♠ 藜麥　　　　　　　♠ 布格麥（Bulgar）

♠ 糙米　　　　　　　♠ 蕎麥

♠ 野米　　　　　　　♠ 黑麥

♠ 小米　　　　　　　♠ 斯佩爾特小麥（Spelt）

♠ 法羅麥　　　　　　♠ 大麥

第四步：這類食物應該占你飲食的絕大部分

如果你想要健康、聰明又苗條，就會追隨飲食作家麥可·波倫（Michael Pollan）的黃金準則：多吃蔬食。以蔬食為主的人可以降低很多疾病發生的風險，例如老化導致的認知功能衰退、心

理健康問題與神經退化疾病。另外還有心臟病、肥胖、中風、癌症、糖尿病、關節炎，以及幾乎所有的慢性病。飲食以植物為主的國家，瘦子通常比較多。

所謂以蔬食為主，就是多吃生長在土地裡的植物，例如綠色葉菜、水果與蔬菜、豆科植物、堅果與種子、全穀物。熱量姑且不談，植物的維生素、礦物質、抗氧化物、植物營養素和其他化合物含量都比任何食物來得多，尤其是深綠色葉菜類。我們的腦需要這些微量營養素才能發揮最佳功能，可惜大多數人攝取得都不夠。

事實上，美國疾病控制與預防中心估計，只有1/10的美國人攝取到足以維持健康所需的蔬果。想要更健康、更聰明的大腦，可以多吃以下6類植物：

1、深綠色蔬菜：羽衣甘藍、菠菜、綠花椰、瑞士甜菜、寬葉羽衣甘藍、芝麻菜、甘藍菜、水田芥、芥菜、白菜、蘿蔓萵苣、綜合生菜、菊苣、苦苣、綜合綠色葉菜、球花甘藍。

它們的好處：如果你今天只吃1種蔬菜，就選深綠色蔬菜。深綠色蔬菜每卡熱量含有比較豐富的維生素、礦物質、抗氧化物、植物營養素。它們也含有更多影響認知功能的鎂。另外還有維生素K、C、E、葉黃素、葉酸和β-胡蘿蔔素。這些都有助於讓

心情變好與提升大腦靈敏度，預防認知功能退化。深綠色蔬菜也含有罕見的硫代葡萄糖苷（glucosinolates），這是一種有益健康的化合物，可以對抗腦部的氧化壓力。另外還有葉綠素，這是一種綠色植物色素，可以增加血液含氧量並淨化血液。研究顯示，每天攝取多份深綠色蔬菜，可以對抗神經退化疾病導致的老化與退化，改善腦部功能與表現。

2、其他蔬菜：花椰菜、蘑菇、朝鮮薊、球芽甘藍、青椒、蘆筍、酪梨、豆芽、茄子、黃瓜、韭蔥、洋蔥、櫛瓜、苜蓿芽、大蒜。

它們的好處：蔬菜就算不是深綠色，也同樣對大腦有益，比如花椰菜、蕪菁和球芽甘藍。這些蔬菜跟綠花椰和羽衣甘藍一樣，含有抗氧化化合物。[15] 蘆筍和球芽甘藍也含有豐富的葉酸，可以提升神經元功能、降低壓力、調整情緒與預防疾病。事實上，上面列舉的每一種蔬菜都能保護神經元，還能對抗疾病，讓心情變好。

3、橙、黃與紅色蔬菜：橡子南瓜、胡蘿蔔、紅椒、地瓜、橙椒、蘿蔔、紫甘藍、黃椒、冬南瓜、南瓜、甜菜根。

它們的好處：如果你想提升腦部健康，每天吃至少1份橙色、紅色或黃色蔬菜。這些色澤亮麗的蔬菜含有高濃度維生素

A、B和C，還有β-胡蘿蔔素和鉀，都能增強認知功能、降低壓力、延緩神經老化，也可以避免神經退化，減低罹患神經退化疾病的風險。

地瓜和胡蘿蔔等含澱粉蔬菜色彩豐富，也能提供腦部有益健康的糖分。尤其是含有維生素E的地瓜，能夠促進神經元新生，也能預防阿茲海默症或帕金森氏症等認知疾病。地瓜跟全穀物一樣，也能促進大腦分泌讓心情變好的血清素。

4、水果：蘋果、藍莓、草莓、覆盆子、梨、柳橙、葡萄柚、甜瓜、黑莓、石榴、檸檬、葡萄、西瓜、杏桃、桃子、李子、鳳梨、香蕉、油桃、櫻桃、蔓越莓、奇異果、橘子。

它們的好處：儘管水果中的糖分讓某些現下流行的飲食法避之唯恐不及，但不少研究都顯示，愛吃水果的人，身體和大腦都比較健康。水果確實含糖，卻是比較天然的果糖，而不是人工甘味劑。水果也含有高量抗氧化物，可以降低氧化壓力和腦部發炎的情形。漿果更是含有抗氧化物和一種名為黃酮的植物色素，可以增強記憶力。藍莓可以說是最好的健腦食物，因為它能刺激神經元新生。柑橘類水果也富含維生素C和其他微量營養素，可以預防老化導致的認知退化。[16]

5、豆科植物：黑豆、腰豆、鷹嘴豆、扁豆、大豆、毛豆、皇帝豆、白豆、黑眼豆、白腰豆、綠豆。

它們的好處：豌豆類與菜豆類是維護心理健康的無名英雄。豆科植物富含蛋白質和纖維素，卻沒有肉類與乳製品常有的毒素。豆科植物也有豐富的葉酸和維生素B群，是重要的健腦營養素。維生素B群還有另一個重要作用，那就是確保好心情的神經傳導物質血清素的濃度維持在健康範圍。由於B群維生素可溶於水，我們的身體無法儲存，因此需要每天從食物補充。大豆、毛豆和其他豆科植物也含有多酚類抗氧化物，有助於預防失智症。[17] 豆科植物跟全穀物和蔬菜一樣，也是低升糖指數的複合式碳水化合物，可以為腦部提供平穩而持續的糖分。

6、堅果與種子：核桃、杏仁、腰果、巴西堅果、葵花子、大麻子、開心果、胡桃、南瓜子、夏威夷豆、榛果、奇亞籽、松子、花生。

它們的好處：近期中國一項研究成為頭條消息，因為研究人員聲稱老年人每天只要吃2茶匙堅果，就能提升60%的認知功能。[18] 這是因為堅果與種子，尤其葵花子和杏仁富含維生素E，能對抗氧化壓力、保護神經元，降低罹患阿茲海默症的風險。

堅果與種子也含有其他微量營養素，可以減少發炎現象，降

低低密度膽固醇,改善腦部血液循環。研究人員甚至發現,經常吃堅果可以強化與認知、學習、記憶和療癒相關的腦波頻率。[19]核桃、奇亞籽、大麻子和亞麻子之類的堅果與種子也含有豐富的 α-亞麻酸。核桃更是超級健腦食物,研究顯示它可以增強神經元的傳訊功能,有助於保留並提升記憶力,減低發炎反應,刺激神經元新生。[20]

觀念補給站

讓蔬食為身體帶來益處

選擇有機商品:盡量選擇有機食物,尤其是水果和蔬菜。傳統農法種植的農產品含有有害的農藥,會對腦部造成傷害,比如導致腦霧、記憶喪失、體重增加、高血糖與高膽固醇。有機商品標示也確保你不會買到可能會影響腦神經的基因改造成分。

盡量生食:高溫可能會破壞酵素與維生素B與C等營養素。盡可能生食蔬菜和水果,以攝取大量活酵素和微量營養素。

第五步：優先選擇植物性蛋白質，慎選動物性食品

過去十年來針對蔬食的研究大幅增加，也得出許多蔬食有益健康的證據。[21] 這方面的研究主要是拿蔬食與雜食相互比較與對照。研究結果要讓肉食族失望了，因為研究人員發現，動物性食品對人體有不少危害，比如造成慢性病、體重增加、低能量、腦霧、情緒障礙等問題。有個研究甚至發現，只要將3%的動物性蛋白質換成植物性蛋白質，就能大幅降低死亡率。[22]

奶、蛋、肉類為什麼這麼危險？研究人員指出，問題就在亞硝胺（nitrosamine）這種有害成分。肉類、乳酪、油炸食物和香菸等都含有亞硝胺。研究顯示，加工食品普遍含有亞硝胺，會增加罹患神經退化疾病的風險，尤其是阿茲海默症。[23]

肉類也富含血基質鐵（heme iron），對貧血的人有幫助，但攝取過多卻可能堆積在腦部，導致氧化壓力。阿茲海默症、帕金森氏症和其他神經退化疾病患者，體內血基質鐵含量通常比較高。[24] 非血基質鐵（Non-heme iron）的作用正好相反，可以降低氧化壓力。這種營養素存在全穀類、蔬菜、豆類、堅果與水果。[25]

另外，越來越多研究顯示，攝取動物性蛋白質會增加腦部組織發炎現象。可能是因為肉類含有導致發炎的化學物質，烹煮過後更是倍數成長。

動物性食品也含有大量飽和脂肪，以長鏈三酸甘油脂的形態存在。拜生酮飲食和原始人飲食之賜，飽和脂肪敗部復活，但研究顯示，長鏈三酸甘油脂有礙腦部功能，可能造成記憶喪失、腦部功能欠佳和其他認知功能問題。[26]

動物性乳製品含有飽和脂肪和糖分，會對腦部造成雙重打擊。乳製品的糖分稱為乳糖，雖然不是人工化合而成，但我們通常不會單獨食用乳酪、優格、牛奶、奶油或乳脂，多半會搭配精製澱粉（牛奶加穀片、乳酪配脆餅、奶油塗麵包），或更多糖分（含糖優格、冰淇淋、加牛奶的咖啡飲品），或者製成加工食品（披薩和義大利麵裡的乳酪，餅乾和蛋糕裡的奶油）。

乳糖會造成炎症和消化問題，干擾腸腦聯繫（我們在第六步會詳談），而且不容易被身體消化。牛奶蛋白之中的酪蛋白也會刺激身體產生過多黏液，所以我小時候生病時喜歡喝的熱可可對病情從來就沒有幫助。另外，酪農使用巴氏消毒法（pasteurization）殺死牛奶中的細菌，卻會降低牛奶中的維生素、礦物質，和其他有益健康的化合物含量。

現代的肉類和乳製品也含有古代沒有的毒素，比如我們的祖先沒有吃過的抗生素、荷爾蒙、類固醇和農藥。這些動物性食品裡的毒素跟加工食品裡的化學物質一樣，對健康也有嚴重影響，會加速細胞老化、損害認知功能、危害腸道益菌。

你不需要徹底放棄動物性食品,不過我真心建議你大幅降低攝取量,每天以1份肉類或乳製品為限,盡可能購買有機商品。「有機」這個標誌可以確保動物的飼養過程只使用有機、非基改草料或穀物,可以減少攝入抗生素和荷爾蒙。

我也要建議你用植物奶代替牛奶,目前市面上已經有不少這類商品,比如用杏仁、米、大豆、腰果和燕麥調製的飲品。這些植物奶都比牛奶更容易消化,也沒有牛奶可能帶來的潛在健康問題。

如果你不想放棄動物性乳製品,不妨試試羊奶和羊奶優格,在美國以外的國家,羊奶比牛奶更受歡迎。[27] 研究顯示羊奶的脂肪比牛奶更健康,如果你對乳糖敏感,羊奶對你的消化道也比較溫和。我也喜歡原味無糖的有機希臘式優格,因為它含有豐富的蛋白質,沒有糖分和添加物。

植物性蛋白質說帖

植物性蛋白質之所以健康,不只是因為動物性產品相較之下壞處太多。多攝取植物性蛋白質可以保護腦部,並且降低血糖、炎症、壞膽固醇與血壓。[28] 研究人員發現,世界各國的人口之中,攝取最多植物性蛋白質的人比較長壽,生活品質比較好,

活動力比較好，而且普遍比較快樂，步入老年後保有更多認知能力。就連橄欖球傳奇四分衛湯姆·布雷迪（Tom Brady）和網壇女將小威廉絲（Serena Williams）這些頂尖運動員，都能只靠植物攝取足夠蛋白質。以下是5種優質植物性蛋白質來源，及它們的詳細介紹：

1、大豆：包括豆腐、天貝、毛豆、豆漿、味噌、整顆黃豆、大豆仁。

大豆是完全蛋白質，意思是它含有全部9種胺基酸。我們的身體非常善於吸收大豆的蛋白質。半杯天貝的蛋白質含量就將近14克，而等量的豆腐所含的蛋白質則是10克、毛豆9克、豆漿4克（跟牛奶一樣）。

大豆也富含各種健腦營養素，包括維生素B群、鋅、鈣、輔酶Q10、鉀和鎂。大豆也含有異黃酮，研究顯示這種植化物有助於提升認知功能。異黃酮雖然含有天然雌激素，在人體的作用卻跟雌激素不同，也就是說，大量攝取不會增加乳癌風險，男性也不會變得陰柔。[29] 天貝和味噌之類的發酵產品也含有對腸道和腦部有利的益菌。

大豆本身對身體雖然沒什麼壞處，吃的時候還是要謹慎。以傳統農法種植的大豆95%都經過基因改造，可能對神經元造成

傷害，選購有機大豆可以避免這個風險。也要遠離超市貨架上數不清的高度加工大豆食品，比如大豆油、大豆漢堡、大豆人造奶油、大豆乳酪，以及蛋白粉和高蛋白飲品裡的分離大豆蛋白。

2、豆科植物：包括扁豆、鷹嘴豆、黑豆、腰豆、皇帝豆、蠶豆、斑豆、白腰豆、綠豌豆。

半杯扁豆和菜豆約有8克蛋白質，綠豌豆（跟豌豆和胡蘿蔔類似）每半杯含4克蛋白質。豆科植物不是完全蛋白質，也就是沒有全部9種胺基酸。但只要你搭配全穀物和其他植物，就不需要擔心。豆類也含有纖維質，可以滋養腸道益菌、調節腦部血液循環，還能減肥。

3、全穀類：包括藜麥、蕎麥、燕麥、莧籽、小米、糙米、野米、斯佩爾特小麥、黑麥、大麥。

藜麥和莧籽算是植物金字塔頂端的強大蛋白質，都含有完全蛋白質，每半杯蛋白質含量各有4或5克。[30] 全穀燕麥和糙米不是完全蛋白質，但每半杯仍然有大約5克蛋白質。全穀類跟大豆和豆科植物一樣，也富含纖維質。

4、堅果與種子：包括杏仁果、核桃、腰果、奇亞籽、大麻

子、胡桃、開心果、花生、葵花子、南瓜子。

不起眼的花生是蛋白質寶庫，每盎斯（約28公克）含有7克蛋白質，大約等於28顆堅果。（花生實際上是豆科植物，但不論從烹調或營養的角度來看，很多專家都將它歸類為堅果。）蛋白質含量排名第二的堅果是杏仁果，每盎斯（大約23顆）約有6克。其他大多數堅果每盎斯蛋白質含量約在4到5克之間，例如腰果和開心果。胡桃和夏威夷豆吊車尾，分別是2克和3克。

種子的營養素濃度勝過堅果，包括蛋白質含量。例如每盎斯大麻子就有驚人的10克蛋白質。而南瓜子和亞麻子每盎斯有大約5克，奇亞籽則是4克。

種子和堅果都富含多種營養素，包括纖維質、維生素E和有益健康的α-亞麻酸。

5、蔬菜：包括馬鈴薯、綠花椰、蘑菇、菠菜。

想要藉飲食增強肌力的人，大多不會考慮蔬菜，但很多蔬菜也含有豐富的蛋白質，足夠供應每日的需求。比方說，一大顆烤地瓜就能提供4克蛋白質，半杯波特菇（portobello mushroom）也有4克蛋白質。一杯綠花椰含有3克蛋白質，半杯菠菜同樣含有3克蛋白質。

第六步：餵養你的腸腦軸線

「腸腦軸線」（gut-brain axis）這個名詞聽起來簡單，卻代表一個對腦部健康與功能有顯著影響的複雜程序。腸腦軸線是近年才被醫界發現的生理現象，指的是聯繫我們的腦與消化道的那條線。簡單來說，就是我們的腸道狀況會影響腦部的生理、心理與情緒功能，也會影響神經傳導物質的製造，以及我們的行為、疼痛控制與壓力調節。[31]

腸腦軸線存在人體的微生物基因組群（microbiome）。微生物基因組群由100萬億個微生物組成，包括生存在人體的細菌、真菌、原蟲和病毒等。這個群體太過龐大，基因總數是人類基因組的100倍以上，重量有2.2公斤，是大腦的2倍。近年來醫界發現微生物基因組群協助控制一部分的身體與認知功能，與心臟病、糖尿病、癌症和阿茲海默症與帕金森氏症等神經退化疾病的發展也有密切關係。

我們的微生物基因組群之中好菌和壞菌都有，二者之間維持非常微妙的平衡。壞菌數量過多，身體就會失衡，增加肥胖、憂鬱、焦慮、高膽固醇、高血糖、倦怠、腸道不適和其他疾病的風險。

要確保微生物基因組群平衡，最好的辦法是多吃蔬食。研

究顯示，只要吃純蔬食5天，腸道細菌的種類就會增加，甚至促進微生物基因組群的基因變化。[32] 多吃不同種類的食物也有幫助，尤其是含有纖維質的食物，有助於培養好菌。

拒絕加工食品，只吃有機食物，也能滋養微生物基因組群。這是因為糖、氫化油脂、乳化劑、人工甘味劑和食用色素等都會殺死好菌，讓壞菌倍數成長。傳統牧場使用的農藥、抗生素、荷爾蒙和類固醇，也會危害身體的好菌。

有些食物含有有益健康的益生菌。這些食物包括豆腐、天貝、德式酸菜、韓式泡菜、康普茶（kombucha，一種發酵茶飲）、克菲爾（kefir，一種發酵酸奶）和原味無糖優格等。你也可以補充益生菌，第五章會有進一步介紹。

第七步：間歇性斷食

過去幾年來如果你曾經讀過減重方面的資訊，多半會接觸到間歇性斷食這個概念。間歇性斷食不是連續幾天不吃東西，而是在兩餐之間斷食12到18小時，通常是在晚餐到隔天早餐或午餐之間。

間歇性斷食不是什麼新流行，而是經過無數研究確認的生活習慣調整，可以讓你活得更久、更健康、更聰明。研究顯示，固

定執行間歇性斷食,體脂肪、靜止心率(resting-heart rates)、血糖、胰島素、壞膽固醇和壞血脂都比較低。[33]

間歇性斷食之所以有這麼明顯的作用,是因為它讓身體改變新陳代謝路徑,從靠血糖取得燃料轉換成從儲存的脂肪汲取能量,所以這種習慣有助於減重。如果你連續幾小時不吃東西,細胞就會以為它們會挨餓,於是啟動生存模式,消除不健康的粒線體(mitochondria),用新的取代。

斷食期間身體也不會製造胰島素,而是增加人類生長激素。人類生長激素於是刺激細胞生長與再生,並且釋出去甲腎上腺素(norepinephrine)。這種神經傳導物質可以對抗憂鬱症和情緒障礙。

在大腦方面,研究發現間歇性斷食可以改善記憶力、專注力、學習能力和整體執行功能。[34] 這種斷食習慣也能削減氧化壓力和腦部炎症,刺激神經元新生,增加神經可塑性,也就是大腦改變的能力。

間歇性斷食也能讓你更注意自己的飲食。我們很多人吃東西是基於習慣、無聊、煩悶,或壓力大。但間歇性斷食會強迫你留意自己什麼時候吃、吃些什麼,更用心做選擇。

健腦小訣竅

間歇性斷食的5個步驟

1、從斷食12小時開始。別在第一天就斷食16小時。先以12小時為目標，晚上7點或8點以前吃完晚餐，之後不吃宵夜點心，隔天早上同一個時間再吃早餐。習慣了12小時斷食之後，可以延長30分到1小時，直到能輕鬆適應斷食16小時。

2、斷食不代表禁水。多喝白開水、低因咖啡或無糖茶飲，能讓你在新陳代謝、血液循環和能量加速運轉時不覺得餓。切記避開含熱量或糖分的飲品，這些東西會讓斷食功虧一簣。

3、精選優質食物。如果一天之中的最後一餐吃大量精製澱粉和糖，少量脂肪、蛋白質或其他營養素，食欲會增加，斷食就難以持續。因此，晚餐多吃富含纖維質、蛋白質和優質油脂等有益健康的食物，幫助你順利斷食到隔天早上。

4、別忘了你會再進食。剛開始斷食，覺得餓是正常現象，不要輕言放棄，反正一定會再吃東西。間歇性斷

食幾天後，身體會開始適應這個新規律，飢餓感會慢慢消失。這代表身體正在清除不健康的細胞，消化系統也得到修復的機會。

5、斷食前先向醫師諮詢。有些人不適合間歇性斷食，比如孕婦和患有第一型糖尿病、癌症或飲食失調的人。斷食前一定要先找醫生討論。

觀念補給站

單一飲食的奇蹟

不管多麼健康的食物，都得由你的消化道負責消化。消化水果和蔬菜之類的複合式碳水化合物大約需要1小時，至於魚、肉、大豆和豆類等蛋白質食物可能需要3小時。如果大量吃不同種類的食物，消化道就會承受更多壓力。

所以我晚餐喜歡採用單一飲食法。單一飲食是指只吃1種食物，比如一盤生菜或清蒸蔬菜，一碗新鮮水果、原味燕麥粥，或烤地瓜。單一飲食也不適合每天吃，每星期吃1到2次，就能讓消化道暫時喘息，味蕾也能重

新調整，讓你更享受低糖、少添加物的食物。

綜合整理：施行健腦飲食法的最佳方法

不管你現在怎麼吃，都能改善飲食來增進大腦的能力與表現。我有些患者剛開始飲食習慣偏差得叫人難以置信，建議他們以蔬食或原形食物為主，他們會一口回絕，直說辦不到。後來他們都辦到了，自己都覺得不可思議。你也做得到，不需要一步登天，只要學會循序漸進改善飲食的策略。以下是改變飲食的4個方法。

1、假想自己住在地中海。健腦飲食法很類似時下流行的地中海飲食，因為二者都以全穀物、蔬菜、水果、豆科植物、健康油脂和堅果與種子為主，搭配少量海鮮和禽類。地中海飲食是個絕佳的起點，但對認知功能更有益的是心智飲食（Mediterranean-DASH intervention for neurodegenerative delay，簡稱MIND）。心智飲食是指運用地中海飲食與得舒飲食（DASH，指防止高血壓的飲食法）延緩神經退化。

心智飲食2015年開始流行，因為美國若許大學醫學中心

（Rush University Medical Center）研究人員發現，採行這種飲食法的人，罹患阿茲海默症的風險減少53%，就算執行不夠徹底，罹病風險也能減少35%。[35] 心智飲食最大的優點，是清楚指定每種食物吃幾份，方便配合執行。心智飲食是指每天吃3份全穀類，至少2到3份蔬菜，其中1份是深綠色葉菜。另外，每星期至少吃2份漿果、4份豆科植物、堅果與種子5份（每份約28克）、1份海鮮、2份禽肉。每份的量則是採用美國農業部訂定的標準。

　　心智飲食以橄欖油取代奶油、人造奶油和其他外加的食用油脂；每星期的紅肉以4份為上限，炸物、乳酪、精製澱粉和加糖的食物可免則免。

　　2、針對健腦與減重略加調整。如果你只想提升認知功能，心智飲食是個不錯的方向。不過，心智飲食不是為減重者設計的。我帶領過橄欖球運動員和數以百計希望減重並強化大腦功能的人之後，決定修改心智飲食，幫助人們達到減重與健腦的雙重目標。

　　健腦飲食法可以加速減重，是因為主張增加每日蔬菜、水果、豆科植物、堅果與種子的攝取量。我也鼓勵人們將紅肉和禽肉換成植物性蛋白質，有助於長久持續減重成果。健腦飲食法也加入椰子油，可以抑制食欲，加速降低體脂肪。

　　健腦飲食的內容是，每天3份蔬菜，包括1份橙、黃或紅色蔬菜。每天還需要2份當季水果（漿果是最佳健腦食物），1份豆科植物，2份植物性蛋白質或海鮮，1份全穀類、1份堅果或種子，2份健康油脂，比如椰子油、橄欖油、亞麻仁油或大麻子油。

　　心智飲食容許每天喝1杯葡萄酒，我的健腦飲食卻排除酒類，原因有二。首先，酒精是空熱量，而且可能導致飲食過量。第二，我看過太多飲酒人士的大腦掃描，實在不願意將酒類放進健腦飲食的每日攝取項目中。不過，如果你沒有發生過腦震盪或其他腦部創傷，也沒有精神或神經方面的問題，每星期（不是每天）小酌1到2杯葡萄酒倒是無妨。葡萄酒也含某些有益的營養素，包括抗氧化的白藜蘆醇（resveratrol）。

　　3、實驗、嘗試，再調整。健腦飲食法要有成效，你自己必須費點心思將它變成你的專屬飲食法。你不需要喜歡本章列出的每一種蔬菜或食物，但你確實有必要保持開放心態，願意去實驗，也願意發現新的食物。另外，同一類食物的滋味可能大不相同。在試過不同形態與烹調方式之前，別輕易排除某類食物。

　　你還可以透過實驗有限度調整每天的建議份數，比方說，如果你不想每天吃水果，不妨增加彩色食物的攝取量。或者，如果你討厭菜豆類，就用更多堅果和種子替代，以獲得等量的蛋白質

和纖維素。

4、從動手記錄開始。採用任何飲食法之前，最好先了解自己目前哪些飲食方式效果不錯，哪些可能需要稍加調整。實施健腦飲食法之前，花幾天時間記錄你每天吃些什麼、什麼時間吃、吃多少。誠實寫下來，反正只有你自己看得到。

幾天到1星期之後，檢視你記錄的內容，看看你常吃哪一類食物，又忽略哪些，一天之中什麼時間最容易吃太多、最想吃甜食或其他不健康的食物。這可以幫助你找出現有的好習慣，以及需要改進的地方。

如果你現在的飲食不太健康，不需要難過或氣餒。只要稍微修正飲食選擇，就能改善你的認知潛力和身體健康。

大 腦 診 療 室

保羅的故事
靠健腦飲食法甩肉45公斤，增加認知控制能力

56歲的保羅是南加州的會計師，幾年前來到我的門診，因為他覺得自己的壓力與焦慮已經失控，體重也大幅增加。保羅第一次到門診時，至少過重40公斤，等

他向我描述他的經歷，我才明白他為什麼會發胖。

保羅已婚，有4個孩子，這代表他得面對所有男人共同的壓力源，也就是當個好爸爸、好丈夫。另外，保羅的公司在好萊塢，他每天通勤上下班，走的還是加州車流量最高的405高速公路。

保羅進辦公室以後會先吃公司提供的糕點、馬芬蛋糕，或其他精製碳水化合物。他說他通常直接進入自動進食模式，看見什麼就吃什麼，只要能帶給他一點安慰就行，包括公司餐廳的免費冰淇淋或自動販賣機的薯片。午餐他常去吃到飽餐廳，或跟客戶或同事邊吃邊談公事，不太注意自己究竟吃了些什麼。辛苦工作一天後，他還得一路塞車回家。途中在麥當勞或墨西哥速食店Taco Bell吃點東西墊墊肚子，回家再跟家人共進晚餐。最後，上床睡覺前享用1杯葡萄酒或馬丁尼。

療程剛開始時，我向保羅提出一個我會問所有求診者的問題：你對腦部有什麼想法或感覺？保羅的回答很典型。他告訴我，腦子跟身體其他器官差不多，而每個人的腦子也大致相同，正如所有人的肝臟、腎臟和膽囊也都類似。在他看來，他的腦跟我的、他太太的，或他辦公室同事的差別不大。這個想法讓他認為，所有人天

生就有意志力抵抗食物的誘惑和對食物的渴望，而無法控制飲食是軟弱的表現，因為這些人失去了意志力。

保羅說得沒錯，我們每個人的腦部生理構造差距不大，但認知功能卻大有不同，有各自的遺傳基因和生活經驗，接觸毒素的程度不同，摔倒、頭部重擊和其他腦部創傷等經歷也各不相同，在在影響我們的心理與情緒功能。

換句話說，保羅覺得是自己太過軟弱才無法抗拒食物，事實上這跟心理上的軟弱關係不大，更可能的原因是他大腦的某些部分並沒有發揮最佳功能。更糟的是，他不停吃含有過多糖分和毒素的加工食品，導致體重增加。於是進食和增胖形成惡性循環，進一步削弱他的意志，抵抗不了不健康的食物。但保羅的大腦可以改變，而我知道切換開關的時機到了。

我要保羅做的第一件事，是記錄他吃的每一樣東西，就算他只是從袋子裡拿出一片薯片，我都要知道。這麼做讓他看清楚自己吃了哪些食物、吃多少、什麼時間吃，以及他多麼常漫不經心地吃下碰巧遇上或看見的食物。比方說，他煮晚餐時經常不自覺地吃下零食。透過記錄，他才知道在他坐下來吃自己煮的晚餐前，已經

吃了多少東西。

接下來我建議他停止所有加工或大量生產的食品，這是健腦飲食法的第一步。他把家裡2種誘發他食欲的東西都清出去，那就是薯片和麵包。他也要求家人在他能夠掌控壓力和意志力以前，別帶那些食物回家。

戒除加工食品的同時，保羅還放棄了所有添加糖分的食物。他也不再喝無糖汽水，因此戒絕對腦部和腰圍有害的人工甘味劑。他用白開水取代無糖汽水，新陳代謝因此提高，一整天都不覺得餓。

保羅的飲食慢慢增加新鮮水果和蔬菜，到最後有機農產品變成他每天的主要熱量來源。這時候他開始拒絕奶油之類的動物性油脂，肉類也變成配料，而不是主菜。如今保羅還是喜歡他最愛的菲力牛排，但只在特殊場合吃一小塊，不再經常大啖12盎斯牛排。

最後保羅還買了一個食物秤，方便他計算吃下肚的所有食物的重量、熱量、營養素、油脂、碳水化合物和蛋白質。你不需要這麼做，但那個秤幫助保羅弄清楚他究竟吃了多少東西。食物秤沒有變成保羅的心理負擔，反而是個妙用無窮的工具，幫助他在吃東西時做出更聰明的選擇。

　　保羅喜歡做菜，所以他能夠研發出新方法讓食物更美味，不需要加糖、動物性油脂、不健康的油脂、大量奶油或其他添加物。他開始試驗各種香料和調味料：用大蒜和薑黃為鹹味料理增添香氣；用肉桂和肉荳蔻調理鋼切燕麥、烤地瓜和山藥泥。

　　在妻子的協助下，保羅開始每天吃核桃、酪梨、藍莓、草莓和綠色蔬菜之類的健康食物。我幫他設計了他能力範圍內的補充計畫，幫助他減輕壓力，並且提升健腦和減重效果。他也開始每天走路，後來發展成慢跑、游泳和格鬥式團體健身課程。

　　如今保羅的體重比剛來到門診時減少45公斤，人也變得更快樂，更健康。藉由飲食與其他生活方式的改變，他終於消除壓力與焦慮，全面提升專注力，思緒更清晰，也保持反應靈敏。身材變瘦，又沒有其他健康問題，他不再需要嚴格遵守健腦飲食法。但他選擇這麼做，因為他真心喜歡現在吃的東西，而且吃出快樂來。

❤ 克莉絲汀的叮嚀 ❤

壓力確實會讓人暴飲暴食，從保羅的故事就能看得出來。選擇正規的套餐，別吃點心，你會更清楚自己吃了

些什麼。別在辦公桌吃東西，也別對著電腦或電視吃。

慢慢享受你的食物，細細品嘗它們的滋味。

Chapter 4

健腦運動

我從小就愛運動，從體操訓練營到網球課都參加過。7歲時我愛上騎馬，某天父母給我一個驚喜，送我一匹名叫「狂歡」的灰色斑紋小馬。接下來10年我沉浸在馬術世界裡，每天待在穀倉，或者騎馬奔馳、跳躍，有時接受訓練，在中西部各地參加馬術比賽。我會騎到肌肉疼痛、喘不過氣，馬兒也汗如雨下，然後繼續騎一段時間。我享受在馬背上的每一分鐘。

隨著騎術精進，我開始參加障礙賽。當時最令我興奮的事，就是騎著我的純種賽馬「萊辛頓」，高速飛躍1.5公尺高的柵欄，衝向終點線。飆升的腎上腺素讓我對運動上癮，也讓我40年來保持天天運動的習慣。

後來我不再參加馬術比賽，我喜好競爭的天性必須有其他出口，於是我開始跑步，上健身房、游泳、打拳擊、騎自行車、跳繩，也試過其他運動，想知道哪一種能讓我的腎上腺素飆高。我

什麼都試過，從高爾夫、籃球、划船，到皮拉提斯、增強式訓練（plyometrics）和衝浪。到現在我還是每天運動，天氣好時傾向在戶外。但我不至於死腦筋，就算錯過一天，也不會責怪自己。

除了競爭性運動之外，我最喜歡的是跑步。在我看來跑步有雙重效益，既是體能活動，也是動態冥想。跑步時，我會把注意力放在鳥叫聲、木棧道上的路人或路過的車輛，或者計劃當天要做的事。跑步可以幫我整理思緒。跑步的裝備很簡單，只要穿上慢跑鞋就能出門。1小時後我就回到家，開始處理這一天的工作。

如果你現在比較少運動，只是三天打魚兩天曬網，每星期運動7天的目標可能很叫人挫折，甚至遙不可及，而我的運動習慣在某些人看來可能太過頭。其實不至於。我很幸運，因為我喜歡的活動都比真正的健身運動更具競賽性質，也更具挑戰性，所以健身帶給某些人的負面聯想對我沒有影響。這些競賽活動每個人都可以參與，而且培養新興趣永遠不嫌遲！我保證，只要你動起來，跟我一樣花點時間找出你的身體喜歡的運動方式，運動就會變成你喜歡做的事，而不是必須做的事。

我之所以希望你積極運動，是因為這是攻略大腦最有效的方法之一。運動能讓你更聰明、更靈敏，也能在你年齡漸增時保護你的大腦認知功能。

運動增加腦部血流量

我進入亞曼診所、看了數以百計的大腦影像之後，最驚訝的發現是，健身與不健身的人的大腦血液循環差別竟是如此之大。有運動習慣的人腦部血流量多得多，損傷因此也明顯更少。充足的血流讓他們的大腦運作速度更快、效率更高，也能延緩認知退化。

很多人可能想不通為什麼腦部血液循環對認知功能這麼重要，運動又為什麼是提升腦部血流量的關鍵。試想，我們的腦血管總長大約640公里，交織在一個只有1,200立方公分的空間裡。要讓血液進入腦部的血管網絡深處，心臟就必須夠力，動脈和靜脈也要能讓血液順暢流動。運動是讓心血管更健康的最佳方法，可以鍛鍊心臟，把血管變成高速公路：通暢、寬闊又快速。研究顯示，規律運動的老年人，血管和年紀只有他們一半的人一樣年輕健康。

想要促進腦部血液循環不需要跑馬拉松。研究發現，上了年紀的婦女每星期走路幾次，一次走30到50分鐘，3個月內腦部血流量就能增加15%。[1]另外，只要10天不做任何運動，腦部血流量就會減少30%。[2]

只要有更多血液打上腦部，腦部就能得到更多氧氣、糖分和

其他營養素，我們的反應、處理、思考、學習與專注等能力就會更好。增強腦部血液循環也能擴大腦容量，強化突觸連結，製造重要的蛋白質和荷爾蒙，清理導致失智的毒素，也能生成新的腦細胞。

促進腦部血液循環的最佳運動：研究顯示，能讓心跳加速一段時間的持久性有氧運動效果最好，比如跑步、騎自行車和游泳。阻力訓練也有好處，可以讓血液流向四肢，也能增加肌肉量。肌肉越多，身體就有更多力量可以將血液往上打，因此減少動脈血管壁的壓力。研究顯示瑜伽可以降低血壓，加強腦部血液循環。[3] 走路也能增加腦部血流量，尤其是速度夠快、足以加速心跳時。快走還有另一個好處：你的雙腳踩到地面時，那股衝擊力道會激發一陣壓力波穿過動脈，進一步增強血液循環。[4]

觀念補給站

重新定義「健身」這個詞

無論你在做園藝、登山健行，甚至做家事，只要那件事能讓你心跳加速、勞動四肢或肺部，都能算是運動健身。

有些人覺得身體理所當然能做各種體能活動，但

基於舊傷、年齡、慢性疼痛或退化性疾病等因素，不是所有人都能自由選擇喜歡的運動。然而，我真心相信每個人都能找到合適的運動。比方說，如果不能站也不能走，或者打了石膏或使用支架輔具，可以考慮坐姿有氧，也就是坐著活動雙臂或雙腿。另外，也可以在床上做各種瑜伽體式，在家練啞鈴，或坐著使用彈力帶強化肌肉。上網找找這類運動的教學影片。重點是，做任何新運動之前務必先跟醫生或健身教練討論。

製造新腦細胞最快速有效的方法

如果說有哪個認知觀念最吸引我的患者，那應該是神經新生，也就是生成新腦細胞的能力。誰不想要多點腦細胞？我給他們的答覆是：如果你想生成新神經元，增加認知能力與智力，就需要做有氧運動，因為很多研究顯示，這是刺激神經新生最有效的方法。

加州沙克生物研究所（Salk Institute for Biological Studies）的神經科學家弗瑞德·蓋吉（Fred Gage）和他在瑞典薩爾格林斯卡大學醫院（Sahlgrenska University Hospital）的同業主導一項開創

性研究，發現成年人大腦掌管學習與記憶的海馬迴能夠生成新的腦細胞。[5] 蓋吉博士等人發現，比起無滾輪可跑的老鼠，能在滾輪上奔跑的老鼠，海馬迴的神經新生功能、神經可塑性和學習新技能的能力都比較好。[6] 這個研究告訴我們，體能活動有助於促進神經新生。

後來不少研究也證實，有氧運動能夠讓海馬迴生成的新神經元數量成長2到3倍。[7] 科學家還不太確定運動為什麼會有這種效果，卻知道體能活動可以刺激腦部產生腦源性神經營養因子（brain-derived neurotrophic factor，簡稱BDNF），這種蛋白質可以控制神經新生。運動也可以促使腦部的血液釋出特定蛋白質，刺激海馬迴生成新神經元。[8]

促進神經新生的最佳運動：想要增加腦部血液循環，只要多動動身體就有效果。想要促進神經新生，卻需要特定型態的運動，主要是跑步和其他持久性有氧運動。在動物實驗中，同樣運動6到8星期，在跑步機上奔跑的老鼠腦部新神經元增加的幅度，比做短跑衝刺或高強度間歇運動的老鼠更大。至於只舉重（也就是負重攀爬直梯）的老鼠，腦部跟不運動的對照組一樣，沒有明顯的神經新生現象。[9]

為打造更聰明、容量更大的腦而動

一項又一項的研究告訴我們，規律運動的人在各種測驗的表現都比沙發馬鈴薯好得多。[10] 那麼運動如何讓我們變聰明？除了促進腦部血液循環和神經新生，體能活動還有其他好處。

規律運動可以讓掌管學習與記憶的海馬迴變大。海馬迴越大，大腦就能保留更多記憶，學習更多新資訊和技能。增加海馬迴體積也能保護大腦，避免發生諸如憂鬱等情緒問題，並預防阿茲海默症之類的神經退化疾病。

海馬迴與腦部其他區域類似，也會隨著老化而縮小，所以我們年老後記憶力會變差，認知能力也減退。可是，研究顯示運動可以延緩、甚至逆轉老化導致的萎縮。科學家表示，運動其實是少數經「證實」可以維持海馬迴的大小與功能的方法之一。[11]

體能活動也能增加整個大腦的灰質。灰質好在哪裡？大腦的灰質越多，思考、推論和記憶的整體能力也會提升。灰質如果比較厚、比較健康，也更能預防阿茲海默症和其他神經退化疾病。根據研究，家事和園藝之類的日常活動也能增加灰質，顯示在健身房以外的地方活動量比較大的人，灰質比較多。[12]

那麼白質呢？原來體能活動對白質也有神效，能夠增加白質的體積和神經纖維之間的聯繫，而神經纖維占我們腦部組織的

一半以上。[13] 運動同時也能強化左半腦和右半腦之間的聯繫，提高創造力、語言技巧、記憶回想、專注力和肌肉協調性。

讓腦部更大、更聰明的最佳運動：你猜對了！跑步和走路之類的持久性有氧運動也最適合擴大海馬迴和增加灰質。近年來的研究顯示，瑜伽也能增加海馬迴體積，[14] 至於舉重和其他阻力訓練是不是能刺激灰質增生，還沒有定論。[15]

在腦部連結方面，長跑最能增加腦部突觸的數量與種類。不少研究人員觀察腦部影像發現，長跑者大腦中負責執行能力與運動控制的神經網絡之間連結更為緊密。[16] 那是因為慢跑或長跑時，大腦被迫執行多工任務，必須邊跑邊回應周遭情勢、分析路況，還得操控連續性肌肉運動技能。

對抗大腦壓力，按部就班慢慢來

如果你曾經在緊張忙碌的工作結束後出去走路或在健身房流汗，就會知道合適的運動多麼能幫助你減輕壓力、安撫神經，還能讓你覺得生命比較美好。那是因為運動能在身體促發一連串效應，影響交感神經系統。運動雖然會誘發壓力荷爾蒙皮質醇的分泌，結果卻是提供腦部能量，而不是損害認知功能。運動也會產生腦內啡與多巴胺、血清素、γ-胺基丁酸（GABA）和去甲

腎上腺素等神經傳導物質，這些都能夠提振心情、降低壓力。

假以時日，體能活動也讓身體更妥善調節皮質醇分泌。[17] 研究顯示，能夠暢意運動的動物，打或逃反應比不能盡情運動的動物來得和緩。[18]

接下來是個關於運動與壓力的驚人研究結果：不運動的人神經元甚至會改變形狀，冒出新的分支，讓人更容易焦慮與緊張。[19]

減輕壓力的最佳運動：任何動作只要能讓你開心，就是紓解壓力的好方法。別管你朋友喜歡什麼運動，也別勉強去做別人推薦的運動。強迫自己做不喜歡的事只會增加壓力，反倒抹殺運動的好處。

除了找出你喜歡的運動，研究發現揪團健身，比如慢跑俱樂部、瑜伽課或舞蹈課，會比單獨運動更能減輕壓力。科學家表示，團體健身帶來社交上的好處和情感與心理支持，能增加運動的紓壓效果。[20]

瑜伽、太極拳和皮拉提斯等低衝擊運動結合動作與呼吸，能帶來更深層次的鎮定與寧靜。（有關深呼吸的好處，參考第七章。）研究也發現，類似園藝這種非傳統形式的運動，也能有效對抗急性壓力。事實上，有個研究顯示，做園藝比在室內安靜讀書更能消除壓力。[21]

國家橄欖球聯盟實例
好的運動如何翻轉運動員的大腦

　　只要看到人們跨出舒適圈嘗試新事物，我都會備受鼓舞。這就是我跟前克利夫蘭布朗隊與綠灣包裝工隊的進攻內鋒藍斯·澤諾（Lance Zeno）的療程給我的感受。藍斯在大學時就是橄欖球選手，後來成了職業運動員，一輩子都在運動，但他以舉重為主，搭配一點輕量有氧運動。

　　我看過藍斯的大腦影像後，深知他必須降低他腦子裡的電子風暴。他也有睡眠問題，經常覺得壓力太大。他跟大多數球員一樣，也擔心從高中、大學到職業球隊一路下來的運動傷害，會對認知功能造成影響。我們初見面時，他正在攻讀教育碩士學位，覺得碩士課程比他在加州大學洛杉磯分校的繁重課業更難應付。

　　除了改變飲食和新的營養素補充，我還建議藍斯在健身計畫裡加入瑜伽、伸展運動和冥想。於是他開始每星期上2次瑜伽課，卻發現有點超出他的負荷。不過等他覺得壓力變小後，注意力便更能集中，晚上也能一

覺到天明，他開始愛上瑜伽。

　　我追蹤他的進展幾個月後，他告訴我瑜伽比過去他做過的任何運動更能增進他生理、心理和情緒的健康。做瑜伽之後，他更有活力，平衡感更好，關節疼痛也減輕，在學業和日常生活上反應都更靈敏。在健身計畫裡加入瑜伽，也讓他減重13公斤。

　　如今藍斯仍然每星期練習瑜伽2到3次，還說他每次上完瑜伽課，都覺得活力充沛、精神集中，也更樂觀正向。他甚至教導他在洛杉磯郊區青少年中心輔導的高風險孩子練瑜伽。他舉其中一個青少年為例，證明瑜伽的威力。那孩子曾經混過幫派，把瑜伽帶給他的興奮感拿來跟街頭毒品做比較，覺得瑜伽的效果對情緒的作用比較溫和，也更持久。

❤ **克莉絲汀的叮嚀** ❤

不管是不是脫離舒適圈，或覺得可能不會喜歡，都要勇於嘗試不同類型的運動。有時候我們最害怕嘗試的運動，可能正好是我們最需要的。

觀念補給站

當運動變成問題，而不是解答

運動是對抗慢性壓力最好的方法，可是運動太久、太頻繁，或強度太大，都可能產生反效果。如果你已經到達警戒線，時間太久或強度太高的運動可能會讓大腦分泌的皮質醇超標。

皮質醇過多的症狀包括睡不著、倦怠、體重增加（無論你多麼努力運動）、焦慮和注意力不集中。如果你有類似症狀，找醫生檢查皮質醇濃度。如果你運動過度或強度太高，改採其他方法降低壓力，例如冥想和呼吸（參考第七章）。

活動身體、改造大腦

運動對情緒的好處不只是減輕壓力。體能活動也能緩解哀傷、不安、厭倦、不滿、低自尊，甚至憂鬱等情緒。事實上，規律運動還能治療某些憂鬱症，跟抗憂鬱處方藥一樣有效。[22] 研究也發現運動能夠治療注意力不足過動症，跟利他能（Ritalin）和

阿德拉（Adderall）等處方藥物一樣，能刺激神經傳導物質分泌，提升注意力。

如果你做過優質的有氧運動，就知道體能活動能帶給人多麼愉快的心情。這種運動後的「跑者愉悅感」，可以刺激腦部分泌腦內啡、血清素、多巴胺和去甲腎上腺素。這些都能讓我們感到滿足、積極與平靜。體能活動也能增加腦源性神經營養因子，既刺激神經新生，也讓我們覺得更快樂、更樂觀。[23] 根據研究，就算只運動5分鐘，都能讓你自我感覺更良好。[24]

提升情緒的最佳運動：你喜歡的運動，就是最能提振你的心情的運動。如果你偏好重量訓練就更好了，研究顯示阻力訓練和有氧運動一樣，也能讓腦部產生愉悅感。

小小提醒：一開始速度和強度都別太猛。研究顯示，剛開始運動如果速度太快或強度太高，以致喘得說不出話來，改善心情的效果可能會延後30分鐘。[25]

觀 念 補 給 站

戶外運動對腦部有雙倍效益

在辦公室散步或使用跑步機也是不錯的運動，但如果你選擇在能看見樹木、田野、湖泊、河流或藍天綠

地的地方運動，還能享受自然光與製造維生素D的好處。在大自然運動又稱「綠境運動」，研究發現，比起在市區或近郊運動，綠境運動更能降低憤怒、焦慮、憂鬱、哀傷和壓力。[26] 腦部影像也顯示，常在大自然活動的人皮質醇濃度比較低，腦部掌管負面念頭和多思多慮的區域也比較不活躍。[27]

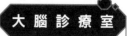

大腦診療室

法蘭克的故事
走路與舞蹈如何翻轉他的認知障礙，幫他減重45公斤

　　法蘭克來到我的門診時，困擾他的問題包括躁鬱症、憂鬱症、過重等。當時43歲的他不運動，雖然家裡有跑步機、划船機和諾迪克（NordicTrack）運動器材，卻都拿來當衣架掛衣服，不是拿來健身。法蘭克甚至買過一本書名相當逗趣的書《上帝救救我！魔鬼要害我變胖》（*Help Lord— The Devil Wants Me Fat*），看看能不能激勵自己動起來。可惜這本書逗得他哈哈大笑，卻沒

有成功引誘他踏上跑步機。他一直合理化自己不愛運動的事實，自我安慰地告訴自己，他擔任分區檢查員職務，上班時已經走得夠多了。

聽過他的症狀又了解他的心態，我建議他選擇持續性有氧運動，平衡他的情緒和狂躁的心情，不再只靠工作時偶爾走動。我也建議他到戶外散步，為了激勵他，我們把療程移到戶外邊走邊談。

就這樣，法蘭克開始主動每星期出門散步2到3次，一開始每次走30分鐘，很快增加到45分，然後1小時。之後他出門走路會帶個腰包和古老隨身聽，用音樂鼓舞自己多走些路。他也跟自己玩遊戲，看看能不能在下一首歌開始前走到前面的路口。最後，法蘭克一口氣能走上3小時。

他也開始上Zumba健身舞課程，通常都是教室裡唯一的男性。老師非常開心，讓他排在最前面，好讓所有人都能看見他，他因此跳得更賣力。法蘭克喜歡舞蹈時身體解放的感覺，索性買一套DVD播放器，方便在家裡跳Zumba。

體能活動大幅降低法蘭克的憂鬱和躁鬱症狀，抑制他的負面念頭，改善他的情緒，效果比多年來試過的

任何方法都好。如今他用走路、舞蹈課或做園藝擺脫內心生起的任何恐懼感,搭配健腦飲食法,成功鏟肉45公斤,腰圍減了18吋。

♥ **克莉絲汀的叮嚀** ♥

找出自己喜歡的運動,是讓自己動起來、讓運動變成終身習慣的關鍵。法蘭克愛上走路和舞蹈後,終於有能力為大腦和身體創造驚人改變。

白天運動讓你的腦一夜好眠

如果你白天沒有運動,夜裡翻來覆去睡不著,別把睡眠困擾推給工作壓力。許多研究告訴我們,體能活動能讓人更快入睡、夜間醒來次數減少,隔天早上起床後精神更飽滿。[28] 即使每天只運動10分鐘,也能提升睡眠質量。[29] 運動健身還能降低失眠、睡眠呼吸中止和不寧腿症候群(restless legs syndrome)等病症的發生率。

改善睡眠的最佳運動:美國國家睡眠基金會(National Sleep Foundation)指出,幾乎所有運動都有助於提升睡眠質量。雖然

大多數研究都以走路、跑步、騎自行車等有氧運動為主，但有些研究顯示瑜伽也能讓人睡得更熟，因為瑜伽本身就能帶來平靜踏實感。[30]

觀念補給站

對腦部最好的運動時間

　　站在生理學的角度，清晨運動效果比較好，因為清晨運動能夠重設身體的晝夜節律，也就是睡眠清醒週期。原因在於運動能提高我們的核心體溫，示意清醒時間到了。[31] 早晨我們的天然皮質醇濃度也比較高，既然運動能增加這種荷爾蒙的分泌，那麼起床後馬上運動，就能讓皮質醇的分泌保持同步。最後，如果你清晨到戶外運動，即使是陰天也能接觸到陽光，有助於抑制褪黑激素，刺激身體分泌改善情緒的血清素。這麼一來，你的身體就學會入夜後提早分泌褪黑激素，幫助你更快入睡。[32]

　　研究也發現，上班上學前運動能增強專注力，加強大腦的思維、創造與學習等能力。儘管如此，如果喜歡月下跑步、下班後上舞蹈課，或夜間進健身房，就繼續

保持。

　　不管科學怎麼說，你最可能去運動的時間，就是最好的運動時機。只要確定睡前2小時停止運動，讓大腦有時間清除皮質醇和運動時產生的增強活力的化學物質。

如何同時減重又激勵大腦

　　常接觸電視或網路訊息的人都知道，運動有減肥效果。哪種體能活動最有減重效果始終沒有定論，但科學家已經確定，讓身體動起來一定能甩肉。

　　腦部雖然沒有脂肪細胞，身體其他部位的多餘脂肪對腦部卻有顯著影響。研究人員如今相信脂肪細胞會釋放毒素，這種有害毒素會滲透血腦障壁（blood brain barrier，指隔開血液與腦部細胞和組織的結構）。身體脂肪太多，就會產生過多毒素。[33]

　　脂肪細胞的毒素一旦進入腦部，就會反客為主。它們會入侵海馬迴，干擾它的功能，導致掌管認知的突觸失能或出差錯。結果就是記憶受損、學習緩慢和整體認知功能退化。[34]

　　我曾經跟同仁做過一項研究，結果顯示過重或肥胖的成年

人前額葉皮質（掌管高層次認知思考）的血流量比較少。[35] 在國家橄欖聯盟球員的研究中，我們也發現過重的人輸往前額葉皮質和顳葉的血流量較少，對球員的情緒、記憶和整體認知能力有負面影響。[36]

減重顯然是首要對策。幸好，過重的人只要開始運動，就能有效對抗那些負面影響。科學家發現，運動的老鼠能夠逆轉肥胖對腦部的損害，甚至讓海馬迴的功能恢復正常。活躍的動物在認知測驗的表現也比不愛動的動物更好，即使雙方體重相同也一樣。[37] 同樣地，研究顯示過重或肥胖的人連續運動2個月，就能促進腦部血液循環，消除某些毒素對腦部的影響。[38]

如果你只想減重不想運動，雖然對大腦還是有很多好處，但效果就不會如減重加運動來得好。同樣地，一項公開發表的研究顯示，久坐不動的瘦子，認知功能比不上體格健壯的胖子。[39]

減重兼健腦的最佳運動：近期一項對1.8萬人所做的調查研究顯示，有慢跑習慣的人減重效果最好，也最持久。[40]

跑步有什麼好處？跑步是全身運動，讓心跳維持在足以燃燒脂肪的區間。而且跑步門檻極低，不需要健身房、器材或同伴，只需要一雙慢跑鞋，說跑就跑，海闊天空任逍遙。

研究顯示，短跑衝刺之類的短時間高強度運動，燃燒脂肪的速度更快。研究也顯示，比起跑步、騎自行車、游泳或健走等

慢速長時間的運動，這種被稱為高強度間歇訓練（HIIT）的快速短暫衝刺運動也能燃燒更多脂肪。[41]

觀念補給站

周遭有人有認知障礙？你可以這麼幫他們

對於罹患神經退化疾病的人，運動通常不是當務之急。不過，鼓勵失智症患者多運動，可以大幅改善他們的認知健康，提升整體生活品質。

當初我父親因為帕金森氏症身體顫抖無法平衡，就開始進健身房騎健身腳踏車，每星期3到4次，每次30分到1小時。此外，他原本已經在做物理治療、伸展和輕量舉重，騎健身腳踏車能幫助他放鬆身體，減輕顫抖程度，讓他在肌肉僵硬與平衡出問題的狀況下，能移動得容易些。在心智方面，騎健身腳踏車讓他腦子更靈活、更專注，因為他做《芝加哥論壇報》（*Chicago Tribune*）的字謎遊戲速度變得更快，也更熱衷。

科學研究也為我父親的情況提供佐證。腦部影像顯示，以特定速度騎自行車，可以改善帕金森氏症病人腦部的功能性連結，也是一種安全又平價的運動方式，

協助病人對抗伴隨疾病而來的動作障礙。[42] 類似的研究也發現，初期帕金森氏症和其他輕度認知障礙患者每週做點有氧運動，有助於增加腦部體積，維持認知功能。[43]

Chapter 5
營養補充大作戰

　　我在芝加哥近郊的巴靈頓山鎮成長，20歲前有個暑假在鎮外一家健身俱樂部擔任櫃台服務員。很多健美運動員喜歡去這家俱樂部，他們常使用各式各樣的高蛋白飲品、胺基酸粉和其他營養補充劑打造精瘦肌肉，快速減重。

　　我不是健美運動員，卻也跟著吃優質蛋白質、蔬菜和美瑞克斯蛋白奶昔（MET-Rx shake）。那個時候這些東西風行一時。我喝美瑞克斯奶昔的時間不長，卻學會只要使用正確的營養補充劑，就能有效改造身體。

　　念碩士班期間，我開始對微量營養素產生興趣，想了解維生素、礦物質、抗氧化物、胺基酸和其他必需營養素如何幫我們改造身體，控制腦部疾病的相關症狀。我對帕金森氏症特別感興趣，因為我專攻這個領域。我想知道微量營養素如何對抗加速帕金森氏症惡化的腦部氧化壓力，於是去參加帕金森氏症病友

會。聽了病友們的經歷，目睹他們面對疾病時那份無助，我開始思考如何利用我的研究成果幫他們找回一點對身體和腦部的主控權，讓他們有能力控制那些漸漸掌控他們的症狀。當時我料想不到的是，10年後我會用這些經驗幫助自己的父親，因為他也確診帕金森氏症。

直到2009年我跟同事開始做職業運動員臨床研究後，才真正明白營養素對腦部功能的影響。我們最初看到球員的腦部影像時，發現大多數都有輕微腦部損傷和認知障礙。只有少數人腦部血流充足，很多人認知功能明顯受損。我們讓他們每天補充特定營養素，希望能增加「灌注」（perfusion，這個花俏術語代表改善腦部血流），逆轉部分損傷。

半年後的追蹤腦部掃描結果，跟最早的影像不可同日而語，腦部掌管執行功能、記憶、視覺與協調等重要區域的血流量明顯增加。1 從神經認知的角度來看，以下是我們最終的研究結果：

• 將近半數受試者認知功能與熟練度提升超過50%

• 69%記憶改善

• 53%注意力改善

• 38%表示情緒明顯改善

• 38%表示積極度明顯改善

・25%表示睡眠明顯改善

　　這些結果很令人振奮，對我們診所的工作人員而言更是生命的蛻變：後來我們透過研究再現上述結果，對認知障礙比較輕微的患者使用較低劑量的營養素，改善了他們的腦部血流與神經心理學功能。[2]我們在研究數據和臨床工作中一次又一次看到，只要增加讓大腦變聰明的營養素，就能提升腦部健康，甚至逆轉損傷。

　　在理想的狀況下，我會建議所有在乎認知健康與能力的人考慮補充本章列出的大多數營養素。這些都經過科學研究證實，能增進認知健康與功能，但切記選擇可靠的品牌，遵守建議劑量。

　　我也知道不是每個人都有時間、財力或信心每天服用全套十多種營養錠或粉劑，所以我在這裡列出3套方案，方便你配合個人目標與需求從中選擇一種確切採行：

　　・**先發陣容**：為了腦部健康，每個人都該補充的基本營養素。

　　・**明星陣容**：想要盡可能增進認知健康，除了先發陣容之外還該補充的營養素。

・**傷兵替補**：曾發生腦震盪、輕微創傷性腦損傷或認知障礙的人需要補充的營養素。

先發陣容：改變腦部的6種營養補充劑

如果你每天補充這6種營養素持續3個月以上，腦部就會開始發生改變。我說這些話並不是因為我買了健康食品公司的股票，或我認為吞下超市健康食品區的每一顆錠劑，就能像吃了仙丹般治好你的所有疾病。恰恰相反，我知道有些營養補充劑沒有經過科學研究，不能證實它們對大腦或身體有益。我自己也曾經對營養補充劑有所懷疑，後來在臨床試驗中看到它們對腦部健康與功能的影響，才改變想法。

總而言之，我鼓勵你用開放的心態看待這份表單。站在神經認知的角度，通過篩選與檢驗、有科學做後盾的營養補充劑，會是你對認知健康的最佳投資。

Omega-3脂肪酸

理由：Omega-3脂肪酸是我們身體所有細胞膜的重要成分，也是神經元維持基本運作的要素。這種脂肪酸也能對抗氧化壓

力，降低發炎反應，減少罹患癌症、心臟病、憂鬱症、關節炎、注意力不足過動症和各種身體與心理病症的風險。

但不是所有的Omega-3都對身體和大腦有神效。有這方面效用的是海洋omega-3，也就是DHA和EPA。DHA和EPA只存在海鮮和海藻與螺旋藻等食用藻類中，都是國人比較少吃的食物。事實上，近期有個研究發現，將近半數的國人很少吃或不吃海鮮。₃這是個問題，因為我們的身體無法自行製造DHA或EPA。因此，據估計將近90%的美國人體內海洋Omega-3的含量低到危險的程度。

更麻煩的是，我們吃太多Omega-6，植物油、堅果、種子、肥肉和加工食品都含有這種脂肪酸。身體需要Omega-6脂肪酸幫助細胞成長及運作，但攝取過量會改變身體Omega-3和Omega-6的微妙均衡，增加發炎機會，罹患失智症、心臟病、中風和其他疾病的風險也會升高。因為我們攝取Omega-6之後，身體就需要更多的Omega-3。

研究顯示，每天補充富含DHA和EPA的Omega-3，可以改善腦部血液循環，促進神經元新生，提升認知能力，降低發炎反應。DHA補充劑也能增加血清素等讓心情愉悅的化學物質，並且降低憂鬱症、焦慮、糖尿病、發胖、高血壓、癌症、心臟病和阿茲海默症之類的神經退化性疾病。

提示：選擇標明通過汞等重金屬檢驗的Omega-3補充劑。我偏好腸衣錠魚油，可以避免「魚腥回嗝」的問題，也不會在嘴巴留下不討喜的味道。由於Omega-3能降低血液濃稠度，如果你在服用華法林（Warfarin）之類的抗凝血藥劑，補充前務必詢問醫生。

綜合維生素

理由：綜合維生素之於腦部，等於車庫和汽車的關係。你需要車庫嗎？未必，沒有車庫也能擁有車輛。但有個車庫代表車子的壽命會延長、性能會比較好，也不必受風吹雨打。綜合維生素對腦部也有這種作用。

在臨床實驗中，我們看到橄欖球運動員服用強效綜合維生素後，成功防堵營養素不足的問題，避免腦部血液循環不良與認知障礙。研究也發現，健康的成人每天服用1顆綜合維生素，可以將老化導致的退化症狀推遲多達5年。有輕微腦部障礙的老年人每天服用綜合維生素，也能大幅提升認知功能。[4]

均衡飲食難道不是攝取必需營養素的最佳途徑？肯定是的，可惜很少人真的做到均衡飲食。大約90%的國人沒有從食物攝取足夠的維生素D和E，50%沒有攝取到足夠的維生素A和鎂。

只有將近半數的國人從食物攝取足夠鈣質和維生素C。在標準的美式飲食中也缺乏鋅、葉酸和許多B群維生素。₅

　　就算已經採行健康的飲食法，攝取綜合維生素也能獲益。這是因為世界上最好的飲食法也解決不了處方藥、腸胃道、飲酒或健身過度等問題造成的吸收不良。

　　提示：我建議每天服用1顆以水果或蔬菜製造的強效綜合維生素。避免軟糖型、咀嚼型或糖果型的綜合維生素，因為這些產品可能含有糖分、食用色素和其他不健康的添加物。

益生菌

　　理由：益生菌是生存在我們腸道裡的好菌。優格、酪奶（buttermilk）、味噌、韓式泡菜、天貝、未經高溫消毒的德式酸菜和其他天然或人工發酵的產品，也都有這類活體微生物。益生菌的英文Probiotics在拉丁和希臘文的意思是「對生命有益」，能消除腸道的壞菌。壞菌必然存在，但只要多攝取益生菌，體內的微生物基因組群就會更健康，腦部和身體當然也會更健康。所謂微生物基因組群是指生存在人體內約100萬億個細菌、真菌等微生物。

　　益生菌有什麼作用？這些好菌可以幫助我們消化食物、提

升免疫功能，讓皮膚保持光滑健康。益生菌對營養素的吸收也至關緊要，如果益生菌不足，補充的膳食營養素效果就有限，因為身體吸收不了。

從認知的觀點來看，益生菌可以幫助腸胃道製造令人心情愉快的神經傳導物質，比如多巴胺、γ-胺基丁酸和血清素。這些神經傳導物質90%以上都源於消化道。因此，研究顯示補充益生菌可以改善情緒，降低焦慮與壓力。

研究人員也發現，補充益生菌也有助於維持並改善認知功能。[6]

提示：選擇含不同細菌種類（亦稱菌株）的高效益生菌。檢驗結果顯示，某些益生菌產品活菌數量沒有達到商品包裝標示，務必挑選效力經過檢驗或擁有品質標章的可靠品牌。有個好辦法可以排除劣質品，那就是選擇標示有效日期的商品：益生菌是活體微生物，如果在架上販售太久，就會失效。

維生素D

理由：維生素D又稱「陽光維生素」，是一種脂溶性營養素，可以幫助骨骼和牙齒吸收鈣質，也是免疫功能與細胞生長的重要關鍵。維生素D不足會導致發炎和胰島素阻抗，引發肥胖和糖

尿病等問題。維生素D也會影響某些基因的表現，尤其是涉及癌症發展的那些。維生素D不足也可能導致癌症風險升高。

　　而在腦部，維生素D會改善神經元功能，也能調節細胞的鈣濃度，避免憂鬱症等情緒失調問題。，維生素D也能清除在腦部堆積的類澱粉蛋白斑塊，這種斑塊與失智症和阿茲海默症的發生有關。₈如果沒有足夠的維生素D，體內發炎或胰島素阻抗的現象就會增加，導致認知功能障礙與新陳代謝問題。

　　食物是獲得維生素D的最佳途徑，但維生素D含量最豐富的鱈魚肝油、鮭魚、鮪魚和牛肝卻不是餐桌上的常客。蛋黃和強化乳製品也含有維生素D。即使如此，只要1份就能提供足夠維生素D的食物只有一種，那就是鱈魚肝油。，

　　基於上述原因，想要調節情緒、對抗憂鬱、提升記憶力並預防神經退化疾病，就只能補充維生素D。補充維生素D也能降低罹患癌症、糖尿病、骨質疏鬆等疾病的風險。

　　提示：選擇含有維生素D3的產品。維生素D3會轉換成活性維生素D。

液態微量礦物質配方

　　理由：說到有益健康的礦物質，我們會想到鈣、鎂、

鈉、鉀等巨量礦物質（macromineral）。但我們的身體和腦部還需要另外一大群名為微量礦物質的東西，比如硼、鉻、銅、鍺、碘、鐵、錳、鉬、硒、矽、硫、釩和鋅。

雖然每一種微量礦物質都有不同功用，但這群礦物質主要幫助我們製造對認知功能相當重要的酶、荷爾蒙和細胞。有些微量礦物質也在體內扮演抗氧化物的角色，有助於減少發炎現象。其他微量礦物質則幫助我們製造神經傳導物質，或清除身體和腦部的毒素。

微量礦物質過低會造成嚴重的副作用。以腦部為例，微量礦物質不足的後果會以不同方式呈現，就看缺少哪些。不過，最普遍的問題是情緒困擾和心智能力降低。鋅濃度不足會降低執行功能、損害記憶、加速老化導致的認知退化。[10] 另外，缺少硒會干擾神經元功能與學習。[11] 鉻不足則會造成血糖失衡，神經傳導物質缺乏、憂鬱和體重增加。

確保攝取足量微量礦物質最好的辦法，是吃各種蔬菜、水果和其他新鮮植物。很可惜，大多數美國人攝取的蔬菜類不足，就算吃得夠多，種類也不夠齊全，沒辦法從中獲得足夠的微量礦物質。由於農作物產量增加，土壤與岩石所含的微量礦物質也逐年下降，如今的蔬果營養素濃度已經比幾十年前遜色許多。如果腸胃吸收不良，不管多注重飲食的健康與多樣性，可能還是得補

充微量礦物質。

驗血可以確認微量礦物質是否足夠，我也鼓勵你有機會不妨做個檢驗。服用微量礦物質補充劑可以確保腦部與身體不缺乏這些重要物質。

提示：選擇液態微量礦物質，因為液態比錠劑或膠囊更容易吸收。

薑黃素

理由：如果你吃過印度料理，對薑黃素可能很熟悉。薑黃素是辛香料薑黃所含的活性化合物，也是它明亮金黃色澤的來源。數不清的研究證實薑黃素是有益腦部健康的強效營養素，能夠減少發炎，提升認知功能。

薑黃素是非常有效的抗氧化物，能夠中和導致氧化壓力並損害腦細胞的自由基，印度人用它當藥物已經有數百年之久。薑黃素也能改善身體本身的抗氧化防護，提升對抗壓力的能力。[12]

薑黃素也有強大的抗發炎功效，可以防堵容易活化與發炎相關的基因的分子。[13] 另外，薑黃素還能刺激腦源性神經營養因子，這種蛋白質可以幫助神經元生長、存活並保持健康。[14] 腦部掌管情緒區域的腦源性神經營養因子增加，能產生抗憂鬱效

果，也有預防阿茲海默症等神經退化疾病的效果。

認知測驗的結果也顯示，補充薑黃素能增強記憶力與專注力。[15] 此外，研究也發現薑黃素能預防甚至治療癌症、關節疼痛和心臟病。[16]

很可惜，光是用薑黃調味並不能得到這些功效。薑黃所含的薑黃素太少，以重量來算大約只含3%。[17] 那些證實薑黃素對腦部健康有益的研究，主要都使用補充劑。

提示：選購薑黃素補充劑務必挑選含有胡椒鹼（piperine）的產品。胡椒鹼是黑胡椒的萃取物，可以幫助身體吸收薑黃素並送進血液中。[18] 如果在服用抗凝血藥華法林，就不建議補充薑黃素，因為薑黃素本身也有抗凝血作用。

大腦診療室

阿絲翠德的故事
補充營養素增強腦力

阿絲翠德59歲，曾經照顧患有失智症和阿茲海默症的公婆。公婆過世後，她覺得腦力和情緒都過度透支，再也沒有精神顧及丈夫、3個女兒和外孫。

阿絲翠德喜歡打高爾夫球，球齡超過30年，近來打

到第十三、十四洞，就覺得精神不濟。她知道一定有些方法可以改善專注力，卻對市面上沒有效果的補充劑和療法灰心，不願意再白花錢。她說她之所以來找我，是希望有個人能告訴她哪些健康食品的效果經過科學驗證、確實能提升腦部健康。

阿絲翠德的腦部影像看起來相當理想，沒有失智症或其他認知問題的早期跡象。她顯然鬆了一口氣，對我卻是個挑戰。因為我必須設計一套專屬的營養素補充計畫，讓她原本已經非常健康的大腦好上加好。

阿絲翠德吃綜合維生素已經很多年，卻從來不認為這種東西對她的認知能力有幫助。我建議她繼續吃，另外再補充omega-3、薑黃素、螺旋藻和維生素C和D。

短短3個月，阿絲翠德就發現她專注力變好，腦子也更靈敏，在球場上的揮桿表現也更好。在家的時候如果外孫鬧脾氣，她也更有耐心去處理，事後精神也很快恢復。

阿絲翠德開始測試補充營養素的時機，比如打高爾球前吃特定幾種，看看有沒有差別。經過試驗與摸索，她發現打球前吃螺旋藻比較能專注，於是把吃螺旋藻的時間固定在打球前1小時。

　　阿絲翠德告訴我，偶爾她忘了補充，就會注意到差別。比如有一次她出遠門忘了帶健康食品，結果那趟旅程中打4次高爾夫球，都出現腦霧、表現不佳的現象。

　　目前阿絲翠德仍然每天補充螺旋藻、omega-3、維生素D和薑黃素。她現在已經有6個孫輩和2條狗，這些營養素幫助她應付這一大家子。她丈夫長久以來對健康食品不以為然，見證各種營養素對她的幫助之後，現在也跟著補充。

❤ **克莉絲汀的叮嚀** ❤

選擇有科學依據、對認知功能有幫助的營養素，對生命很多方面都有重大影響，可以提升處理家庭關係、面對工作與追求個人興趣的能力，或者在某種活動或技能上更為精進。

明星陣容

　　先發陣容是補充營養素最佳入門方案。但如果你希望為腦部健康多做點努力，就在先發陣容之外加入以下的補充劑。這5

種營養素都經過嚴謹研究，證實對認知功能有所助益。

B群

理由：這個概括性術語是各種維生素B的總稱，總共是8種我們每天都需要的必需營養素。B群幾乎對身體的所有運作都不可或缺，比如將食物轉化為能量、製造新血球、保護心血管、確保活力充足、製造荷爾蒙、平衡膽固醇、調節新陳代謝功能與維護肌肉健康。

B群對中樞神經系統也極為重要，B群的8種維生素都能通過對認知功能至為關鍵的血腦障壁。對腦部最重要的B群是B6、B12和B9（又稱葉酸）。

如果曾經有貧血或缺鐵症狀，對葉酸應該不陌生，因為它能夠幫助身體製造紅血球、白血球、神經傳導物質和DNA。葉酸還能分解可能導致阿茲海默症的同半胱胺酸（homocysteine）。葉酸不足可能會加速腦部老化，促發認知障礙，情緒也可能出問題。很多葉酸不足的人臨床上會出現憂鬱症或精神障礙。[19]

另一方面，B12攝取不足會導致記憶問題、神經元死亡，加速老化導致的腦部萎縮。[20] 心理學家與精神科醫師經常會檢驗患者的B12濃度，因為B12攝取不足，憂鬱症的風險會升高1倍。[21] 也

有明確證據顯示，B12濃度太低會增加罹患阿茲海默症的風險。研究也發現，B12濃度太低還會誘發類似失智症的症狀。[22]

如同葉酸和B12，B6也能幫助身體製造血清素等神經傳導物質。B6不足會妨礙記憶力和專注力，發生情緒障礙的可能性大幅升高。

這些維生素的欠缺即使沒有達到臨床認定的標準，也可能造成認知功能不全或情緒問題。很多食物都含有B6和葉酸，但隨著年齡老化，我們的吸收就會變差。體重過重、飲酒或服用某些藥物也可能消耗體內的B群。如果你吃蔬食或全素，也容易缺乏B12，因為B12主要存在動物性食物中。

提示：選擇含有全部8種維生素B的B群，因為這些營養素互相搭配效果更好。也要挑選天然活性形態的B12，比如甲鈷胺（methylcobalamin），盡量避免人工合成的氰鈷胺（cyanocobalamin），因為氰鈷胺在體內的利用率不如甲鈷胺。[23]

維生素C

理由：很多人出現感冒或其他呼吸道症狀，就會大量服用維生素C。但我們還有更多理由需要每天補充這種大自然最強效的抗氧化物。研究顯示，連續5年每天補充維生素C，血清中的維生

素C濃度就能提高到最多30%，增加抗氧化能力，[24] 還能對抗自由基、消除氧化壓力和可能導致失智症的發炎現象。

　　研究也發現，透過食物或補充劑增加維生素C攝取量，能改善記憶力和執行功能。[25] 規律攝取維生素C的老年人，認知退化的症狀比較少。

　　盡量從食物攝取維生素C，多吃草莓、柳橙、檸檬、蘆筍、酪梨、綠花椰和其他蔬菜水果。不過，光靠食物很難攝取到足夠的維生素C，尤其不容易攝取到足以為腦部帶來好處的高含量，所以建議每天在健康飲食之外另行補充。

　　提示：人體一次能吸收的維生素C有限，所以將每天的建議劑量分成2次，早上吃一半，晚上吃另一半。[26] 如果你在服用華法林之類稀釋血液的藥物，補充維生素C之前先找醫生討論。

鎂

　　理由：大多數美國人都沒有攝取到足夠的鎂，鎂卻是身體和腦部每一個細胞都不能欠缺的礦物質。人體超過300種生化反應都需要鎂，比如壓力調節、神經傳導物質的製造、肌肉放鬆和水合作用等。

　　鎂濃度不足，憂鬱的風險就會飆升，也更容易發生焦慮、具

攻擊性、易怒和腦霧等問題。鎂濃度太低也會影響腦部的正常運作。研究顯示，補充鎂能夠提升學習能力與記憶力，預防老化導致的認知退化。[27] 輕微腦損傷的人補充鎂，也能改善認知功能。[28]

很多食物都含鎂，比如腰果、糙米、羽衣甘藍、菠菜、杏仁果、黑豆、藜麥和葵花子，但光靠食物很難攝取到足夠的劑量。大多數美國人鎂的攝取量沒有達到理想狀態，而攝取不到每天基本需求量的有將近5成。

提示：選擇有機的檸檬酸鎂（magnesium citrate）或胺基酸螯合鎂（amino acid chelate），這2種都比較容易被身體吸收。[29]

螺旋藻

理由：我們已經知道DHA和EPA這2種海洋omega-3是認知健康的關鍵，而且很難從食物獲得足夠的量。螺旋藻是一種富含DHA和EPA的藍綠色藻類，能夠幫助我們取得omega-3。螺旋藻還含有本章建議的許多營養素，比如鎂、鋅、B12、B6和葉酸，市售補充劑有粉末狀和錠劑可供選擇。螺旋藻含有全部9種必需胺基酸，比如人體製造血清素最需要的色胺酸。研究也顯示，螺旋藻可以幫助腸道益菌存活、降低血糖、幫助減重和清除自由基。

提示：大多數天然食品商店都有螺旋藻。如果你選擇粉末型補充劑，先在開水或奶昔裡攪拌均勻。

輔酶Q10

理由：輔酶Q10（Coenzyme Q10）又稱CoQ10，是一種抗氧化物，細胞粒線體需要它來製造能量供給身體與腦部使用。研究顯示CoQ10可以有效對抗氧化壓力，降低心臟疾病、癌症和阿茲海默症與帕金森氏症等神經退化疾病的風險。

我們的腦部會消耗身體20%的氧，CoQ10可以確保腦部熱量供應和高效運轉，維持能量需求。動物研究顯示CoQ10能改善學習能力、記憶力和整體認知表現。[30] 目前科學家也以健康老年人為對象，研究CoQ10對腦部的作用。[31]

動物內臟、肉類和油脂豐富的魚類都含有CoQ10，不過，證實CoQ10有益腦部認知健康的科學研究使用的都是高劑量補充劑。我們的身體無法儲存CoQ10，補充劑因此更占優勢。另外，人體CoQ10含量顯然會隨年齡減少。

提示：選擇還原型（ubiquinol）CoQ10，它在人體的利用率會比市面常見的氧化型（ubiquinone）來得高。搭配食物使用可以增加吸收率。[32]

傷兵替補

如果你曾經有過腦部創傷，或有早期失智症，最好補充以下7種營養素，既能幫助腦部功能恢復，也能預防進一步的損害。

磷脂絲胺酸

理由：磷脂絲胺酸（Phosphatidylserine，簡稱PS）是身體與腦部所有細胞膜的脂肪成分之一，它負責確保神經系統正常運作，也協助製造髓磷脂。髓磷脂是包覆神經細胞的脂肪，可以讓腦部更迅速有效傳遞信息。PS在細胞膜的功能還有輸送營養素及清除神經元的廢物。

腦部的PS會隨著年齡減少，細胞傳遞信息的速度會因此減慢，記憶力、情緒和執行功能也可能受到衝擊。不過，研究發現補充PS可以阻止甚至逆轉老化導致的營養素下降。[33] 補充PS尤其能改善記憶的形成與鞏固、學習新資訊的能力、專注力、溝通能力與解決問題的能力。[34] 根據研究，阿茲海默症患者補充PS，只要6到12週就能減輕部分症狀。[35]

也有研究顯示，就算只補充PS不到1個月，也能產生防止憂鬱、控制情緒的功效。[36] 在對注意力不足過動症的研究中，補充

PS的成效也相當樂觀，能對抗這種疾病導致的過動、衝動行為與情緒困擾。[37]

某些食物含有PS，主要是大豆，其他還有蛋黃、動物肝臟和白色菜豆類。但如果要攝取到有益腦部功能的劑量，最好考慮使用補充劑。

提示：選擇萃取自大豆或甘藍菜等食物的PS。

乙醯半胱胺酸

理由：乙醯半胱胺酸（N-acetylcysteine）又稱NAC，是半胱胺酸（cysteine）的補充劑型態。半胱胺酸可以幫助身體製造膠原蛋白之類的蛋白質。NAC可以幫助人體製造能中和自由基的抗氧化物穀胱甘肽（glutathione）。NAC也能調節神經傳導物質穀胺酸（glutamate）。穀胺酸可以幫助神經元傳遞信息，科學家普遍認為它是維持腦部功能健康最重要的神經傳導物質。[38]

對於曾發生輕微創傷性腦損傷或有早期失智症狀的人，NAC能顯著降低同半胱胺酸的濃度。[39] 同半胱胺酸濃度升高會導致認知受損、認知障礙和阿茲海默症。NAC也會與鉛、汞等重金屬或其他可能在腦細胞堆積的污染物質結合。最後，NAC也是一種血管擴張劑，可以放鬆血管，加速將氧氣輸送到腦部。

提示：使用華法林抗凝血劑或患有氣喘的人，補充NAC之前務必向醫生諮詢。

乙醯左旋肉鹼

理由：乙醯左旋肉鹼（Acetyl-L-carnitine）又稱ALC，是肉鹼（carnitine）的補充劑型態，肉鹼能幫助腦細胞產生能量。ALC跟NAC類似，也是一種抗氧化物，能夠對抗自由基並減少發炎。ALC也能修復受損的神經元，因此是曾經發生過腦震盪或其他輕微創傷性腦損傷的必需品。研究也顯示，補充高劑量ALC可以提升反應速度、記憶力和認知功能。ALC也可以預防老化導致的腦部退化，和失智症引發的認知功能障礙。[40]

有憂鬱等情緒困擾的人補充ALC，也能增加去甲腎上腺素和血清素等提振活力與增加愉悅感的神經傳導物質的濃度。[41]補充ALC甚至能對抗輕度憂鬱症，效果不輸處方藥物。[42]

提示：如果有甲狀腺問題，或正在服用華法林抗凝血藥劑，補充ALC之前先請教醫生。

石杉鹼甲

理由：石杉鹼甲（Huperzine A）是一種天然化合物，提取自中國特有蕨類植物千層塔。有越來越多研究顯示，這種物質具有治療阿茲海默症的潛力。石杉鹼甲在中國已經是對治阿茲海默症的許可藥物。[43] 研究人員發現，不管是健康的人或有阿茲海默症和其他失智症的患者，補充石杉鹼甲都能改善記憶力和腦部功能。石杉鹼甲可以增加神經傳導物質乙醯膽鹼（acetylcholine）的分泌。根據研究，乙醯膽鹼能夠改善認知功能、注意力和靈敏度。

提示：如果正在服用乙型阻斷劑和抗癲癇藥物，或已經確診阿茲海默症或其他失智症，補充石杉鹼甲前需與醫生討論。

長春西汀

理由：長春西汀（Vinpocetine）跟石杉鹼甲一樣來自植物，不過長春西汀取自長春花屬植物的種子。這種萃取物在美國被視為補充劑，但在日本、歐洲、墨西哥和法國，長春西汀是一種藥物，用來促進中風或其他腦血管疾病患者的腦部血流、神經元新陳代謝和整體認知功能。[44]

對於有腦部損傷或其他認知障礙的人，長春西汀能夠增加腦部葡萄糖和氧氣的供應量。長春西汀也是一種血管擴張劑，

能夠擴張血管，加速腦部血液循環。曾經研究過長春西汀的科學家建議，患有輕微認知障礙的人不妨服用這種補充劑。[45]

提示：正在服用降血壓或清血藥物的人，補充長春西汀前需要與醫生討論。

銀杏

理由：銀杏補充劑萃取自銀杏葉，數百年來在中藥界扮演強效解毒劑的角色，目前在歐洲也被用來治療早期阿茲海默症和失智症。[46]研究顯示，銀杏能適度改善阿茲海默症引發的症狀和腦部血流不足現象，[47]也能幫助健康的人增強記憶力和認知能力。[48]

銀杏之所以有這些功效，原因之一在於它能夠改善血液循環、擴張血管、減低血液濃稠度，增加輸往腦部的血流量。很多整合醫學的醫療人員也建議使用銀杏來改善血液循環問題。銀杏也是一種強效抗氧化物，能清除自由基，避免它們對細胞造成傷害。

提示：由於銀杏對促進血液循環有強大功效，正在服用清血藥物的人，使用前請與醫生討論。清血藥物包括華法林、阿斯匹靈、抗血小板藥物、糖尿病藥物、非類固醇止痛藥、抗癲癇藥

物、抗憂鬱藥物和肝臟藥物。

硫辛酸

理由：硫辛酸（alpha-lipoic acid）是一種抗氧化物，能夠幫助腦細胞對抗氧化壓力。大多數的抗氧化物不是脂溶性就是水溶性，硫辛酸卻是二者兼具，因此更能通過血腦障壁，對不同類型的組織發生效用。

研究也顯示硫辛酸可以清理腦細胞中的重金屬，避免神經傳導物質的製造隨著年齡減緩。神經傳導物質的製造一旦減緩，可能會導致情緒問題和記憶喪失。[49] 有些患有阿茲海默症或其他類型失智症的患者補充硫辛酸之後，能夠預防記憶喪失，改善整體認知功能。

有些食物含有少量硫辛酸，比如紅肉、菠菜、綠花椰、馬鈴薯和酵母菌，但想要獲得理想劑量的硫辛酸，服用補充劑是唯一途徑。

提示：硫辛酸有降血糖作用，有糖尿病或其他血糖問題的患者應事先和醫生討論。硫辛酸也可能會干擾某些化療或甲狀腺藥物。

國家橄欖球聯盟實例
善用補充劑拯救腦部

約翰大半輩子都在打橄欖球，高中時就獲選美國最佳業餘橄欖球員，之後4年在國家橄欖球聯盟擔任進攻內鋒。累積多年的腦部重擊，他當然非常擔憂自己的腦部健康。約翰跟很多球員一樣，也擔心慢性創傷腦病變。他說他不希望5年、10年或25年後退場，開始出現退化性腦部疾病。

我剛認識約翰時，他已經在補充營養素，每天吃綜合維生素、維生素C、D和E，偶爾也補充omega-3。不過他說他之前吃這些東西只是為了加強身體機能，現在他希望進一步照顧到腦部。

當時我們的國家橄欖球聯盟實驗已經獲得初步成果，我建議約翰規律補充強效綜合維生素和更多omega-3脂肪酸，搭配我們讓球員服用的所有補充劑，也就是前面「傷兵替補」單元列舉的磷脂絲胺酸、乙醯半胱胺酸、乙醯左旋肉鹼、石杉鹼甲、長春西汀、銀杏和

硫辛酸。

　　接下來一年多，約翰每天服用這些補充劑，並且執行健腦飲食法。他也持續舉重、跑步、做高強度間歇訓練。他雖然每天吃8到15種補充劑，配合度卻很高，每天早餐和晚餐都記得服用。這些補充劑因此跟刀叉一樣，變成他早晚餐的一部分。

　　半年後，約翰告訴我他覺得思緒更清晰、更專注，記憶力好像也更好。他說，沒想到營養補充劑搭配飲食、運動和壓力控制，就能對腦部健康產生這麼大的影響。很訝異竟然從來沒有人教導他和隊友們這些知識。

　　他服用補充劑18個月後，告訴我這些營養素明顯改善他的腦部健康。他的認知功能大幅提升，腦子更靈敏，專注力也更好。他甚至嘗試服用其他經過科學驗證的補充劑，比如研究顯示能幫助控制焦慮的紅景天。

❤ **克莉絲汀的叮嚀** ❤

紅景天是一種草藥，被用來緩解焦慮與倦怠已經幾個世紀。我建議用它降低壓力、提振情緒、增強活力。紅景天也有抗氧化功效，因此也能減少壓力對腦部的傷害。

健腦小訣竅

讓補充劑發揮最大效果的8個祕訣

1、願意投資：補充劑要價不菲。雖然可以找到比較平價的產品，全套計畫執行下來必定很傷荷包。不妨把它當成一種投資，現在花點錢，可以省下未來的高額醫療支出。

2、上網選購：我習慣上網買補充劑，因為網路上比較容易找到我要的品牌、產品說明、劑量和價格。如果你選擇每個月、每季或每半年回購的方案，很多網路商家會提供一定折扣。

3、尋找認證標章：營養補充劑是產值幾十億美元的產業，不受美國食品與藥物管理局（Food and Drug Administration）規範。為了保護你自己，最好選購美國藥典（United States Pharmacopeia，簡稱USP）的藍黃色標章，或美國國家衛生基金會（National Sanitation Foundation，簡稱NSF）或消費者實驗室（ConsumerLab. com）的標誌。這3個組織獨立檢驗補充劑的品質和效

能。最好也選擇通過優良製造規範（GMP）的工廠生產的商品，確保產品的效力、成分、品質和純淨度。

4、挑選好的品牌：在購買以前花點時間做研究，找出產品原料來源。優良品牌會提供這個資訊。我個人會選擇只使用經過獨立實驗室以科學方法檢驗的單純營養素或化合物為原料的公司。只要多花心思在網路搜尋，就能找出哪些品牌有嚴謹的科學依據。

5、避免添加物：如果你每天服用補充劑只是為了讓自己更健康，最好確認補充劑裡不含可能傷害身體或腦部的物質。這些添加物包括非天然的顏色、口味、糖和硬脂酸鎂（magnesium stearate）。硬脂酸鎂是一種常用的潤滑劑，可能損害免疫功能。來個專家提示：含有麩質、大豆、玉米或乳製品的產品通常品質比較差。

6、妥善保存補充劑：將補充劑保存在涼爽、乾燥的地方，避免日曬、高溫、空調或極低溫。務必將瓶蓋鎖緊，因為包括omega-3在內的很多補充劑接觸太多氧氣就會變質。最後，不要忽略有效日期，補充劑存放過久，效力會變差。

7、最少堅持3個月：補充劑不像處方藥或手術能立即見效，可能需要連續幾個月每天服用，才能改善症狀或提升認知功能。別輕言放棄。

8、別忘了向醫生諮詢：我在本章的提示雖然指明某些情況下應該請教醫生，但每個人開始服用新的補充劑之前，都應該找專業醫療人員諮詢。一定要讓醫生知道你的健康狀況和希望達到的目標，也要說明你正在補充的膳食營養素或服用的成藥，因為有些東西可能會干擾你想補充的營養素，手術前也別忘了讓醫生知道你在服用哪些補充劑。

Chapter 6
補水大作戰

　　補充水分攻略大腦不只是多喝水那麼簡單。正如性能優越的跑車需要高辛烷值的燃料才能有效運轉,我們的腦也需要純淨的水,才能發揮最佳認知功能。相信我,不良的飲水習慣代價可能十分慘烈。事實上,我本身的經歷可能就會讓你重新檢視自己的補水習慣。

　　博士班畢業前,我開始到處發表我的研究成果。當時我水喝得不多,卻覺得自己水分很充足,因為我每天喝幾杯蔬果汁,吃一大堆水果和蔬菜。當時我在洛杉磯的西德斯西奈醫學中心有一場報告。這家醫院在美國排名數一數二,在那裡發表報告肯定心驚膽顫。

　　在那之前我已經發表過很多報告,但在台上昏倒還是頭一遭。當時我正在對醫院的神經內科和神經外科部門演講,忽然覺得暈頭轉向、眼冒金星。我心想,天哪,我快暈倒了。我確實暈倒

了，而我的演說才進行不到10分鐘！幸好我向後倒進剛好在我背後的椅子。我下一個記憶是悠悠醒轉，問他們我能不能繼續發表（他們客氣地告訴我最好另做安排）。

事後我想知道為什麼會發生這種事。是因為神經緊張嗎？由於我已經發表過許多演說，所以我沒放在心上，只當是一件古怪的意外。

不過，下一次我再暈倒，代價就高得多。當時我在馬里蘭州貝塞斯達的美國衛生研究院，我曾經拿過這個單位的獎學金。當時我正在對一群人發表我的研究，直接倒地不起。清醒時我還躺在地板上，一群醫生圍在四周低頭查看。我記得其中有個人看著我說，如果你要暈倒，選在世界一流的醫療機構確實比較妥當。

這下子我知道自己的身體出狀況了。我去看了我的醫生，他要我做神經系統和心血管檢查。檢查結果不太妙，他問我平時怎麼補充水分，然後判定我應該是脫水。他說，雖然我在日常生活中沒有出現脫水症狀，但只要處於緊張狀態，壓力就與缺水和電解質攝取不足結合，導致我暈倒。如果我不設法改善，總有一天可能會暈倒撞到頭部，除了尷尬之外，還可能造成腦震盪或更嚴重的後果。

那次跟醫生談過以後，我開始覺得不管到哪裡都頭暈。那肯定是心理作用，但我還是隨身帶著一瓶水。我人生中第一次醒悟

到，如果我再不好好補充水分，後果恐怕不堪設想。

連續暈倒後那幾年，我只再暈過一次。當時我在南美為實境節目《間諜》（*The Mole*）拍宣傳廣告，也就是說我沒辦法像平常一樣隨身攜帶不鏽鋼水壺和電解質粉劑。當時我站在綠色螢幕前面，那種熟悉的暈眩感又來了。那次我沒有暈倒，真是萬幸，不過我們不得不暫停拍攝，好讓我躺下來休息。這次事件是我的身體再次告訴我，如果你不善待我，我就不配合你。

現在不管我在什麼地方做什麼，只要我做的事可能有一丁點壓力，我就會喝大量加了電解質的水。另外，出遠門、發表演說或上電視，就算再不方便，我都堅持帶水。現在我學乖了，知道補充水分不能偷懶。也知道所謂補充水分不只是咕嚕咕嚕灌水，還要在對的時機喝水，必要時添加電解質，並且避免高濃度咖啡因飲品和含糖飲料，因為這些都會破壞補水效果。

我進亞曼診所工作以後，終於有機會看到脫水對腦部的傷害。當時我們在評估職業健美運動員的腦部影像，因為他們在重要比賽前會禁水，只為了減少身體水分的重量。他們才禁水幾小時，腦部血液循環就已經大受影響。這種結果很出乎意料，畢竟他們是強壯又健康的一群。他們的腦部影像深具啟發性，證實脫水對腦部的影響是如此即時又深刻。

脫水狀態的腦

美國有3/4的人時時刻刻處於慢性脫水狀態。[1]這代表我們大多數人的身體都缺水：不只是你哪天下午忘了喝水那麼簡單，是慢性脫水。

另外，我們的腦大約75%是水，所以需要保持75%的含水量才能發揮最佳功能。就算缺水後體重只減少1%，就足以減損認知表現，干擾記憶力、情緒、心智能量和專注力。[2]

如果缺水後體重減少2%（這還算輕度脫水），大腦就會變遲鈍。這時反應變慢、短期記憶出問題，還會有精神疲勞、意識模糊、焦慮、情緒障礙等問題。[3]輕度脫水也會影響動作的協調，發生意外的風險升高。如果正在開車、走路，或在工廠或交通運輸業工作，需要隨時保持專注，後果更嚇人。[4]更糟的是，研究顯示身體一旦脫水，補充水分也無法立刻改善受到干擾的情緒。[5]

脫水也會導致腦部珍貴的灰質萎縮。[6]水喝得不夠也會造成認知能力耗竭，等量的資訊，大腦卻必須耗費更多力氣處理。想當然耳，水分充足的人認知測驗表現比較好，記憶力、動作技能、心智能量、敏捷度和專注力也都有所提升。[7]

從身體的角度來看，脫水會讓所有的健康問題雪上加霜，包

括發胖在內。研究顯示，每天補充足夠或超標水分的人，比處於輕度脫水狀態的人更有飽足感，也燃燒更多脂肪。喝水能提高新陳代謝率可不是隨便說說，因為研究發現我們只要喝500毫升的水，能量消耗就會提高30%。[8] 我還發現，只要我沒喝夠水，就容易覺得餓！

嚴重缺水有什麼後果？重度脫水可能導致意識極度模糊、精神錯亂、昏睡、不省人事，因為血壓會急遽下降。此外還可能發生發燒、呼吸困難、胸痛，甚至痙攣抽搐等症狀。重度脫水有致命危險。

很多人認為只要不是生活在潮濕悶熱的氣候環境，就不需要擔心水分的補充，因為他們身體的水分不會流失。只是，就算一動也不動地待在調節溫濕度的室內，只要活著就會消耗水分。事實上，一般人每天光是呼吸，失去的水分就可能超過1杯水！我們每天透過大小便排出的水分大約有6杯，排汗則會損失大約2杯。[9]

服用處方藥或成藥，例如抗組織胺、緩瀉劑、制酸劑、血壓藥物和利尿劑，也可能會增加脫水風險。年過60的人更容易脫水，因為他們不容易覺得口渴，腎臟排除廢物的效率也會變差。[10]

凱蒂的故事
補水「改變我的人生」

　　凱蒂會來到我的門診，是因為她兒子被診斷出腦震盪症候群。當時她兒子才16歲，在學校橄欖球隊擔任3年的前鋒接球手和後衛，開始出現嚴重腦霧、慢性頭痛、倦怠等症狀，課業上也沒辦法專心。休息1年後，症狀並沒有改善。我協助她兒子改變飲食和生活習慣，也安排他做些基本健康檢查、認知測驗和腦部掃描，以評估他的神經系統狀態。另外，我也幫凱蒂量身打造一套健腦計畫。

　　她告訴我她覺得自己的神經系統不太對勁。她有焦慮問題，腦子停不下來，經常覺得暈眩，視線模糊，容易忘東忘西。她還說她記不住東西，也沒辦法專心看電腦。當時53歲的她心想，這些是不是邁入50歲以後的正常現象？

　　凱蒂跟很多洛杉磯人一樣，工作壓力爆表。她在一家經營有道的娛樂公司擔任執行長，由於生活忙碌，除

非覺得口渴，不然不會想到要喝水或飲料。我們根據她每天的補水習慣計算她喝的水量，發現平均竟然不到1公升。

凱蒂不太喝水，卻每天喝數杯咖啡，還有無糖蔓越莓汁和維生素飲料。這代表她攝取許多可能造成神經系統問題的人工甘味劑。凱蒂卻覺得她挑選的飲品都很健康，絲毫不知道這些果汁和維生素飲料含有大量糖分、人工甘味劑和天然香料，對腦部健康沒有幫助。

聽過我的建議，凱蒂做的第一件事就是把辦公室和家裡那些添加人工甘味劑的飲料清理掉。她還花錢買了3支1公升的不鏽鋼保溫瓶和一台榨汁機，在保溫瓶裡裝過濾水，帶著到處去。如果她想添點滋味，就在水裡加些檸檬、薄荷或石榴果汁。另外，她也聽我的建議寫喝水日誌，記錄每天喝了什麼，喝多少，喝的時間。

原本她每天早上起床會先喝杯咖啡補充水分，現在換成一大杯現榨蔬果汁。每天上午她還是會喝杯咖啡，但會晚點才喝。如果她想來點舒緩身心的溫熱飲品，就會選擇綠茶或花草茶。

短短2個月，凱蒂已經扭轉她原先感受到的所有神經系統症狀。頭暈、腦霧、焦慮、記憶喪失和注意力不

集中都消失了。相反地，她覺得思路更清晰，跟人談話更順暢，能記住小細節，整體來說也更快樂、更平靜、更放鬆。她說她覺得自己的皮膚會發亮，整個人變年輕了。這都是因為她已經讓自己擺脫慢性脫水狀態！

連喝8個月的蔬果汁以後，凱蒂上癮了，甚至在IG開個帳號分享蔬果汁如何帶給她活力。她的主題標籤是#teamgreen，已經有幾百人追蹤她的貼文。

凱蒂改變了補水習慣，我們也針對健檢不合格的項目為她設計健腦方案，如今曾經困擾她的認知問題全都消失了。她持續記錄每天的飲水情況，她說這可以讓她了解體內的水分狀況，為自己的健康負起負任。她跟她兒子帶動全家人多喝水，連她丈夫也加入陣容，現在全家都水分充足又健康。凱蒂說，自從多喝水並擺脫對腦部沒有幫助的飲品，她和家人的生命從此改變。

❤ 克莉絲汀的叮嚀 ❤

別靠無糖汽水或其他添加人工甘味劑的飲料補充水分。這些飲料表面上看來只是加味的水，但裡面的化學物質和人工甘味劑會干擾認知功能，破壞補水效果。

你需要喝這麼多水

美國沒有官方飲水指南，部分原因在於，每個人的水分需求不同。最好的一般性建議或許來自美國國家醫學院（Institute of Medicine），該機構建議男性每天飲用3.7公升的水，女性最好能喝到2.7公升。[11]

國家醫學院的建議聽起來難以達成，尤其我們大多數人離這個標準有一大段距離。或許也有人超過這個標準，我就是其中之一。我身高180公分，每天運動，所以我必須喝得比一般女性的建議量多。另外，住在熱帶的人也得多喝水，因為根據估計，大熱天工作、運動，或在戶外遊玩，每小時光是排汗就可能流失500毫升的水分，差不多是一杯中杯咖啡。

如果你規律運動，水分的補充也需要增加。高海拔地區氧氣比較稀薄，迫使你加速換氣，在吐氣時流失水分，體內水分的消耗因此也會比較多。另外，懷孕婦女、兒童和老年人的水分需求也各不相同。

你吃的東西也會影響水分的攝取。一般來說，我們每天約有20%的水分來自食物，視個人飲食狀況而不同。蔬菜和水果水分最多，也比單純喝水更能補充人體水分。這是因為蔬果含有葉黃素和玉米黃素之類的天然化學物質，對身體的水合作用有幫

助。此外，它們也含有糖分、電解質和礦物鹽，有助於增加體內水分。

不管你怎麼吃，都要把喝白開水放在第一位，而且要喝很多。就算你吃大量蔬菜、水果或喝很多湯，食物只能取代你40%的水分攝取。[12] 還記得我讀博士班時的慘痛經歷？當時我吃超多蔬菜水果，結果卻還是缺水。

你怎麼知道自己喝的水夠不夠？最簡單的方法是看看尿液的顏色。聽起來不怎麼誘人，但瞄一眼馬桶確實是評估體內水分最有效的方法。你可能會覺得尿液都是黃色的，其實尿液的顏色非常多變，每一種都透露我們身體的水分和健康狀況。

比方說，如果尿液是淡淡的稻草色，甚至清透無色，就代表水分非常充足。如果尿液比淡色蜂蜜來得深，就代表有點缺水，需要盡快補充水分。別等到尿液變成琥珀色甚至橙色，那代表中度到重度脫水。

有一點要記住，如果正在吃含有多種維生素B的補充劑，比如綜合維生素或B群，尿液就會變成亮黃色。這不代表缺水，而是身體把多餘的B排出體外。

健腦小訣竅

美味的補水法

以下是30種最能補充身體水分的食物，根據美國農業部的資料，每一種含水量都在85%以上。

- ♠ 小黃瓜
- ♠ 萵苣
- ♠ 葡萄柚
- ♠ 芹菜
- ♠ 番茄
- ♠ 櫛瓜
- ♠ 西瓜
- ♠ 草莓
- ♠ 蔓越莓
- ♠ 原味優格
- ♠ 菠菜
- ♠ 哈密瓜
- ♠ 香瓜
- ♠ 羽衣甘藍
- ♠ 綠花椰

- ♠ 桃子
- ♠ 胡蘿蔔
- ♠ 柳橙
- ♠ 鳳梨
- ♠ 藍莓
- ♠ 白菜
- ♠ 茄子
- ♠ 蘋果
- ♠ 甘藍菜
- ♠ 覆盆子
- ♠ 杏桃
- ♠ 奶油萵苣
- ♠ 清湯
- ♠ 花椰菜
- ♠ 甜椒

電解質的平衡與運動飲料的真相

補水不只是補充液體那麼簡單，我們還需要電解質來維持體液平衡。電解質是礦物質，可以透過某些飲料和食物攝取，讓身體和腦部的水分在將養分送進細胞或排出廢物時，還能保持平衡。我們身體主要的電解質包括鈉、鉀、鎂、氯化物、鈣和磷酸鹽。

我們因為運動、流汗、腹瀉、嘔吐，甚至發燒失去水分，電解質就可能失衡。另外，像是抗生素或乙酸皮質醇（hydrocortisone）之類的藥物，或甲狀腺疾病與飲食失調等疾病，也會干擾電解質。

電解質不平衡的後果相當嚴重。相信我：你不會喜歡一緊張就暈倒。其他的後遺症還包括心律不整、意識模糊、衰弱和過度倦怠。長時間電解質不平衡也會對神經系統、腦部功能和健康造成傷害。我非常感恩能及早發現自己的問題，雖然代價是暈倒2次！

對抗電解質失衡的第一道防線，是喝足量的水和吃均衡的飲食。如果你跟我一樣天天運動，不妨選擇可以加在開水裡、不含糖或人工甘味劑的電解質粉。另外，天然的椰子水和蔬果汁（稍後會進一步介紹這2種飲料）是比市售運動飲料更好的電解質來源，因為它們含有微量礦物質，糖分也比較少。比方說，一

瓶20盎斯的暢銷運動飲料，含糖量可能高達34克，以每天2千大卡熱量的飲食而言，這就占了一日建議量的70%。除非你連續高強度運動幾小時，否則這麼高的糖分會損害認知健康，更會造成飢餓、發胖和其他後遺症。

觀念補給站

喝太多的危險

大約3/4的美國人水喝得不夠，因此處於慢性脫水狀態。只是，也有人矯枉過正，喝太多導致水中毒。水中毒基本上是指體內水分太多，電解質被稀釋，細胞因此膨脹，顱內壓力增加。這會造成頭痛、意識模糊和易怒，偶爾還會噁心和嘔吐。

當體內血液因補水過度失去太多鈉，可能會引發低血鈉症。低血鈉症到最後會造成腦部腫脹，導致痙攣，昏迷，甚至死亡。

我們大多數人都不需要擔心低血鈉症，但如果你是運動員，有腹瀉問題，又有心臟病、甲狀腺功能不全或腎上腺功能不全等問題，還是小心為上。建議每天監控飲水量，腹瀉後或長時間運動期間，補充添加電解質

的飲料，也可以向醫師請教如何讓體內的鈉維持在均衡狀態。

為什麼水質是健腦的關鍵

我們的腦含75%的水，不是75%的汽水、果汁、牛奶、咖啡、冰紅茶、葡萄酒、啤酒或無糖汽水。為腦部補充水分，白開水是最優先也最好的選擇。由於腦部無法儲存水分，我們需要持續喝水來補充。

不過，喝什麼樣的水卻很重要。我們從自來水說起。美國很多公共自來水含有污染物，會影響人體健康和認知功能。[13] 研究發現自來水含有鉛、砷、肥料、農藥、汞、處方藥物等化學物質，甚至有鈾之類的有害放射性物質。[14] 根據自然資源保護協會（Natural Resources Defense Council）最近一項研究，公共自來水最主要的污染物有消毒劑、鉛、銅和三氯甲烷，含量超出美國國家環境保護局的規定。[15]

我們的自來水也含有不少氯，自來水廠在水中添加氯以便殺死細菌和其他微生物。如果每天飲用、烹煮和盥洗都使用自來水，日積月累之下，中樞神經系統就會受損，[16] 癌症、腎臟問題和

皮膚不適等風險也會增加。自來水也含氟，氟可以幫助我們預防蛀牙，卻也會影響腦部的發展與功能。

可惜的是，瓶裝水也好不到哪去。自來水所含的致癌化學物質、毒素和處方藥物，瓶裝水裡也有，而且往往濃度更高，[17]這是因為瓶裝水的安全規範沒有公共飲用水標準那麼嚴格。環境保護局經常會監測自來水水質，美國食品藥物管理局卻經常忽視瓶裝水，不需要通過檢驗，甚至沒有違規舉報流程。因此，我們只要上網查看公共檢驗資訊，就知道自來水裡有些什麼。但除非廠商主動找獨立機構檢驗並發布結果，不然我們不會知道瓶裝水裡的玄機。

瓶裝水的塑膠容器本身也大有問題。塑膠瓶即使沒有接觸高熱或直接日曬，仍會釋出塑膠微粒和雙酚A之類的有害雌激素溶入水中。[18]這些化學物質會傷害腦細胞，影響記憶力，造成情緒干擾。[19]不含雙酚A的瓶子不見得比較好，因為根據研究，這種瓶子的化學物質還是會滲入水中。[20]更麻煩的是，美國人偏愛便利的瓶裝水，所以人們越來越擔憂塑膠瓶這種無法分解的廢棄物對環境的危害。

基於上述原因，我在家裡只喝裝在玻璃瓶裡的過濾水，出門則攜帶不鏽鋼水壺。研究顯示，淨水器或過濾系統可以有效去除許多常見的污染物質，只是別忘了更換濾心定期保養。[21]

想要尋找適合的淨水或過濾設備，我建議先上網或打電話向供水公司索取年度消費者信心報告，[22] 看看自己家的自來水裡有些什麼有害物質，再找專門去除家中自來水所含污染物的淨水或過濾設備。如果不知道該如何選購淨水過濾設備，不妨到美國國家衛生基金會的網站（https://nsf.org）查詢。國家衛生基金會是個獨立機構，測試並分析諸如濾水器等市售商品。不管你選哪個品牌，要確定上面有國家衛生基金會、優力國際安全認證公司（Underwriter Laboratories）或水質協會（Water Quality Association）的安全與效能標章。

我自己會買經過奈米濾水器過濾的水。這種濾水設備價格高昂，卻能去除一般家庭濾水器濾不掉的奈米微粒，還能製造高含氧水，水中含氧量比一般的水來得高。

觀念補給站

不含氣泡的水對腦部更好

氣泡水現在非常流行，但我建議盡量避免。氣泡水加了二氧化碳，因此偏向酸性，那就失去喝鹼性水的意義。碳酸飲料還可能導致胃灼熱、脹氣、腹脹等問題。

對腦部最有益的水

認識我的人都知道我對飲用水的選擇非常執著。我覺得最好的飲用水是純淨的過濾水，不含污染物質，水質偏鹼。所謂水質偏鹼是指酸鹼值比自來水略高。偏鹼性的食物和飲料可以中和我們血液中的酸性。儘管目前還沒有定論，但很多主張全人照護（holistic health）的醫療人員相信，我們體內的酸性物質越少，生病的風險就越低。研究也顯示，喝鹼性水的動物壽命較長。[23]

如果你不愛喝白開水，最迅速簡便的方法就是往水裡擠點檸檬汁。這等於在水中添加維生素C和植物營養素，將一般的水變成活水，為身體和腦部提供更多養分。每回我到餐廳吃飯，或到任何我對那兒的水質沒有把握的地方，就會請人在水裡擠點檸檬汁。這只是小小的添加物，卻讓開水變得更營養。如果檸檬不是你的心頭好，可以換成其他水果或蔬菜，比如柳橙片、西瓜、覆盆子、小黃瓜，甚至一片薄荷，不但滋味變好，也多了鮮活的營養素。

有益腦部的3種飲料

你的腦偏好白開水，這不代表你只能喝白開水。儘管很多飲

料都含有糖、人工甘味劑或其他添加物,還是有幾種對腦部非常有益。以下是我最喜歡的3種。

1、椰子水:椰子水可說是天然的運動飲料。它是椰子裡的天然水分,含有電解質,卻不像市售運動飲料含有合成的糖、人工色素和其他添加物。

椰子水也含有維生素C之類的抗氧化物,可以幫我們對抗氧化壓力。[24] 此外,研究發現它還能降低血糖[25]、血壓[26]、不健康的膽固醇和三酸甘油脂[27]。我個人覺得椰子水的味道很清爽,不需要糖和人工甘味劑,就能享受美味。

2、茶:我常常喝茶。我不只喜歡它的味道,也覺得泡茶、品茶的過程讓人非常放鬆。或許是因為這樣,茶道才會在亞洲某些國家流傳數百年。我最喜歡的茶是有機綠茶、薄荷茶和去咖啡因的肉桂紅茶。

茶對腦部也有神奇功效。根據研究,常喝綠茶、紅茶和烏龍茶,也許可以讓認知退化的發生率減少50%。[28] 其他研究也顯示,綠茶能減輕焦慮、增強記憶力、強化專注力,改善腦部整體功能與神經連結。[29] 每天只要喝半杯綠茶,就有機會降低失智症和憂鬱症的風險,還能減少壓力荷爾蒙皮質醇的分泌。[30] 事

實上，研究發現常喝綠茶的人，憂鬱症發生率減少21%。[31] 這種減壓效果相當於每星期運動2.5小時。

茶之所以對認知功能有神奇助益，部分原因在於兒茶素。兒茶素是一種抗氧化物，綠茶含量最多，紅茶、白茶和烏龍茶也有。兒茶素可以幫助細胞對抗氧化壓力，還能避免發炎。[32] 研究顯示它還能刺激有助於放鬆壓力、提升靈敏度的腦波。[33] 基於這些原因，研究已經發現茶（主要是綠茶）能夠預防各種疾病，比如癌症、心臟病、糖尿病、肥胖和阿茲海默症之類的神經退化疾病。[34]

綠茶、紅茶、白茶和烏龍茶也含有茶胺酸，這種胺基酸有助於舒緩中樞神經系統。這些茶飲的咖啡因含量雖然比不上咖啡，卻也能夠增加我們的靈敏度，提振情緒。[35]

根據研究，花草茶也有保護腦部的功效，能對抗阿茲海默症等神經退化疾病。為了取得最大功效，喝茶最好別加牛奶、糖，或人工甘味劑。

3、蔬果汁：我超愛蔬果汁，無論如何每天都要喝上一杯，即使出門旅行，我也會派同行的未婚夫馬克想辦法找來。蔬果汁是整顆新鮮植物用榨汁機榨成汁液，富含維生素、礦物質、抗氧化物、酵素和植化物，因此是營養豐富的飲料。[36] 蔬果汁也含有大

量葉綠素，這是綠色植物的色素來源，能夠清除血液裡的毒素，增加含氧量，降低發炎反應。

　　喝蔬果汁也比吃蔬菜更容易吸收微量營養素，因為經過榨汁機壓榨後，細胞壁和澱粉質已經被破壞，營養素更方便吸收。另外，蔬果汁已經濾除纖維，不用擔心植物的纖維會鎖住微量營養素，帶著它們通過消化道，無法被身體吸收。

　　蔬果汁不能取代膳食中的蔬菜，它只是一種美味、健康又補水的飲品。

　　我每天至少喝800克的蔬果汁，是我在家自己用榨汁機打出來的。你可以使用自己喜歡的任何綠色蔬菜，比如羽衣甘藍、芹菜、菠菜、瑞士甜菜、芝麻菜、綠花椰、麥芽、歐芹、小黃瓜和甘藍菜。我的選擇以蔬菜為主，但也會加1份水果，比如藍莓、覆盆子、草莓、芒果、鳳梨、桃子、梨子或蘋果。再來幾點製作蔬果汁的提示：

　　‧蔬果汁裡的綠色蔬菜一定要比水果多，因為水果的糖分和熱量比較高。

　　‧蔬果汁製作完成後要在30分鐘內喝掉，避免營養素接觸空氣中的氧之後流失。

　　‧蔬菜水果務必清洗乾淨，並且選購有機產品，以免攝入農

藥和其他毒素。

　　・輪流使用各種蔬菜和水果，確保得到最多樣化的營養素。

　　・花錢買台榨汁機。你也可以用果汁機，但果汁機不會分離纖維和果肉菜泥，所以你只是將蔬果打成泥，不是榨汁。

　　・在咖啡館點蔬果汁，要確認是現點現榨，並且不加糖、人工甘味劑，或其他東西。

　　我用的是Breville榨汁機，但你可以選擇適合自己的品牌。以下是2道我最喜歡的蔬果汁食譜，你不妨在家試試。

　　清晨補水兼醒腦果汁：我每天早上運動前會喝1杯。在家裡製作這種蔬果汁，使用4到5根西洋芹、1/2到1根去皮不去籽的小黃瓜、1/2杯義大利歐芹、1/2杯嫩葉菠菜、2到3片紅甘藍或太平洋甘藍。如果你希望成品帶點甜味，可以加1/2到1顆青蘋果。再加1/2杯香菜，能增加排毒功效。請享用！

　　午後再啟動果汁：這種蔬果汁是清晨醒腦果汁的簡化版，適用於特別忙碌、需要迅速方便提振活力的午後。在家裡製作，使用6到7根西洋芹、2到3片紅甘藍或太平洋甘藍和一整顆博斯克梨。請享用！

咖啡的真相

喝杯咖啡馬上覺得大腦清醒、反應靈敏,是因為咖啡裡含有咖啡因。咖啡因能讓血壓升高、心跳加速、刺激壓力荷爾蒙的分泌,活化腎上腺系統,刺激神經系統。對身體和腦部而言,這樣的刺激不勝負荷,所以咖啡因會增加內在壓力與焦慮。

咖啡雖然有抗氧化功效,但如果一整天喝咖啡,等於不停刺激身體的壓力反應和中樞神經系統,身體和腦部會持續提高警覺。時間一長,就會導致腦部血液循環變差、灰質萎縮、神經新生減少、大腦的執行功能和記憶力衰退。

咖啡會干擾腦部最需要的睡眠。根據研究,即使只是每天早晨喝一杯,睡眠週期還是會受影響。[37] 這就是為什麼研究顯示,喝咖啡的人比不喝咖啡的人更容易倦怠。

咖啡在烘焙過程中會產生丙烯醯胺,這種化學物質如果濃度太高,會衝擊神經系統。[38] 咖啡也會妨礙鎂的吸收。鎂對腦部健康非常重要,很多人都體內的鎂濃度都不足。

如果患者告訴我他們需要喝杯咖啡才能清醒,我會建議先從其他方面找出身體欠缺的東西,比如膳食、水分、運動或營養素。很多患者告訴我,自從早晨醒來用一大杯白開水取代咖啡,他們各方面都表現得更好,反應也更靈敏。

觀念補給站

我最喜歡的咖啡替代品：香料茶

每當我想來杯香濃提神的熱飲，就會喝這款靈液。這種茶含有許多對腦部有益的礦物質，味道像印度香料茶。

作法：煮沸1杯熱水，熄火，加入2茶匙無糖有機椰子粉、1滴液態微量礦物質、1茶匙樺樹菇粉和1茶匙Sunfood黃金牛奶優質混合配方粉（非必要）。調好配方粉之後，依個人口味加入薑黃、肉桂、薑、小荳蔻和黑胡椒。如果你喜歡喝甜的，可以加幾滴液態甜菊糖。

大腦診療室

國家橄欖球聯盟實例
這位國家橄欖球聯盟名人堂運動員放棄咖啡後，大腦更靈光

艾德・懷特（Ed White）曾入選國家橄欖球聯盟名人堂，過去是聖地牙哥閃電隊和明尼蘇達維京人隊的進攻護鋒，他來找我評估腦部健康時已經62歲。艾德在

國家橄欖球聯盟打了17年的球，所屬隊伍得過無數次分區冠軍，4度打進明星賽，也曾參加超級盃。現在他很擔心自己大腦的健康，覺得它的反應已經不像過去那麼靈敏。

艾德和我輔導過的很多運動員一樣，對自己喝的飲料不怎麼用心，也不在乎它們對腦部有什麼影響。跟他初步討論後，我發現這位前明星球員白開水喝得太少，含咖啡因和糖分的飲料喝太多。艾德告訴我他經常一天喝到4杯咖啡，也承認大量咖啡並沒有讓他覺得更健康。他還說他只有口渴時才喝白開水，只要有機會寧可喝汽水。

我詳細向艾德說明咖啡會如何威脅他的中樞神經系統，干擾他的認知功能，他從善如流地表示願意改變補水習慣拯救大腦。他決定從每天4杯減為每天1杯，自己沖煮，使用一般咖啡豆和無因咖啡豆各半。

戒掉咖啡後，艾德改喝茶。既然他喜歡咖啡的味道和沖煮過程，我認為他應該也會喜歡茶，畢竟咖啡和茶有很多相似點，都有多樣化的豐富滋味，需要綜合考量調配方式和沖泡技巧，才能沖煮出完美的成品。艾德果然愛上茶品，開始喝綠茶或柳橙茶之類的複方花草茶。

他甚至買了茶壺，方便他浸泡散葉茶，泡出更新鮮、滋味更濃郁的茶湯。

另外，艾德也戒掉汽水，買了容量1公升的不鏽鋼保溫瓶，裡面裝滿冰塊和過濾水。就算只是走到家裡另一個房間，他也帶著保溫瓶，一天之內喝掉滿滿幾瓶。睡覺時也把保溫瓶放在床邊，方便半夜醒來補水。

這些習慣加上我們針對他的膳食、運動和營養素補充做的調整，短短幾星期艾德的認知功能就產生變化。戒咖啡當然有難度，不過艾德很快發現咖啡於他只是一種習慣，而非必需品，而且少喝咖啡後腦子清楚多了，也不再緊張兮兮。另外，他喜歡綠茶帶給他的穩定能量。

不只如此，多喝水也讓艾德覺得大腦更靈敏、更專注，身體也更健康。艾德每天在住家附近山區散步1小時，自從補足體內水分，他覺得爬山更有耐力。他說多喝水幫他抑制食欲，從事藝術創作時更專心，應付孫輩時也有滿滿的能量。

❤ 克莉絲汀的叮嚀 ❤

很多人覺得戒咖啡很難，因為每天早晨的沖煮或上班途

中順道買杯拿鐵，已經是他們生活的一部分。像艾德一樣把煮咖啡換成茶，放棄咖啡可能會容易些。

Chapter 7
抗壓大作戰

　　說句大實話：每個人都有壓力。超過80%的美國人每天都在對抗壓力，[1]美國也因此躋身全世界數一數二的壓力大國。[2]

　　但正常壓力有別於慢性壓力。持續處於壓力下的大腦就像汽車胎壓不足，而處於慢性壓力下的大腦就像開著發電機耗弱、汽油所剩不多、正時皮帶磨損或破裂的汽車橫跨美國，如此一來引擎爆炸是遲早的問題。從認知的角度來看，壓力會導致神經細胞死亡、灰質萎縮、思路不清，大幅提高伴隨年齡而來的退化、失智症和阿茲海默症等風險。

　　我承認自己容易緊張焦慮，從小就是這樣。5歲時我得了一種名為拔毛癖的神經疾病，瘋狂地拔頭髮，藉此紓解我感受到的任何緊張情緒。我母親擔憂極了，尤其外人盯著她金髮小女兒頭上不尋常的禿塊時。

　　年齡漸長後，我也慢慢擺脫焦慮引起的拔毛行為。到了研究

所時代，我學分滿檔，還得進實驗室，睡眠時間因此壓縮，壓力值開始蹭蹭上竄。我用運動對抗壓力，當然有些立即效果，卻還是出現不寧腿症候群，晚上睡覺時雙腿又踢又抽搐，還兼磨牙。我開始嘗試其他減壓方法，比如每星期針灸、持續冥想，也覺得這些方法確實能幫我克服壓力。

進亞曼診所後，我急著看我第一次腦部造影結果，因為我很以自己堅持不懈的護腦習慣為榮。我當然知道自己偶爾會因為壓力大導致焦慮，但我吃得很健康、每天運動，補充高品質營養素來保養腦部。儘管如此，我驚訝地發現，我的大腦內與壓力相關的區域仍有大量腦電活動。為了減壓，我開始每星期做幾次瑜伽，還專門設計降低焦慮的營養素套餐。

我想表達的只是：就算你一絲不苟地執行健腦飲食法、每天運動、補充我建議的每一種營養素、數獨玩到眼睛脫窗，只要你壓力太大，就沒辦法有效提升腦部的功能與健康。

我們在第一章討論到，壓力會降低腦部血液循環、妨礙神經新生（腦部新細胞的生成），還會過度活化神經。時日一久，會創造出可能干擾認知功能的新神經路徑。壓力太大也會導致海馬迴萎縮，影響記憶的形成與回想，並且增強與負責情緒處理的杏仁核之間的連結，使得我們體驗到更多的恐懼與焦慮。這種改變可能會延續，長久下來就會限制我們清晰思考、解決問題、明智

決策、專注和保持健康快樂的能力。

　　壓力不只存在於心理和情緒層面，其他問題也會導致壓力，比如糖尿病、關節炎、高血壓等慢性病，或吃太多糖、睡眠時間太短、運動量不足、沒有規律補充水分等不健康的習慣。更甚者，我們每個人都承受來自環境的壓力，例如大氣層裡的污染物與輻射物質，以及食物和水所含的毒素。

　　我們沒辦法控制所有的壓力源，卻可以盡力採行減壓對策，比如充足的睡眠，或選擇瑜伽、冥想和深呼吸等特定療法。

睡眠大作戰：睡多久才能保護腦部

　　大約99%的情況下，我可以隨時隨地入睡，通常只需要幾秒。我只要趴在桌上就能睡著，在飛機上或汽車乘客座也能熟睡，坐在沙發上也能安詳入眠。我連看《魔鬼終結者》都能進入夢鄉！（電影雖然精彩刺激，卻也證明我的大腦只要想關機就會關機。）

　　不過，另外那1%的時間裡，我沒辦法入睡。完全睡不著，在床上躺一整夜，始終了無睡意。這徹底脫離我的生活常態，但還是有跡可循：只要隔天有讓我備感壓力的活動，比如大型演講，我就會夜不成眠。

　　我睡不著的時候，不會拿失眠來為難自己，因為那只會讓自己更睡不著。相反地，我會專心想辦法放鬆身體，讓身體休息。我會閉著眼睛躺在床上，不起來開燈、讀書、看電視，或看手機。可以的話，我會冥想，或專心放鬆，清除腦子裡的念頭。在這個過程中，我告訴自己，雖然我的腦子沒有進入深度放鬆狀態，沒有得到它需要的休息，至少我可以讓身體「睡著」，這樣對身體有益。

　　雖然做了這麼多，失眠一夜之後，隔天我的腦子還是不靈光。我思路不順暢，腦袋一片空白，更容易發怒，連說話的音調都變了。我向來是個樂天派，但只要沒睡好，就比較難用樂觀開朗的態度看待一切。

　　我們的腦從來不關機，只能在睡覺的時候充電修復。入睡後腦脊髓液會增加，沖刷掉有害毒素和廢物，避免它們堆積。其中一種廢物是堆積在阿茲海默症患者腦部的 β 類澱粉蛋白，這也是為什麼科學家會認為睡眠障礙與阿茲海默症有關。[3]

　　大腦也會趁我們睡覺時強化短期記憶和當天學到的新知，轉換為長期記憶。正是這個原因，我們才會覺得如果睡眠不足，就想不起前一天聽到的事。研究顯示，睡足一整夜，甚至只是小睡片刻之後，記憶測驗的表現會更好。[4] 也有研究人員發現，睡眠時間比較長的學生，學業成績比較好。[5]

　　同樣地，睡眠也是腦部執行功能健全與否的關鍵。所謂執行功能是指計劃、正確決策、組織、專注等能力。睡得太少也會犯錯而不自知，沒辦法做出正確決定。我們也需要足夠的睡眠，才能進行高層次思考，才能有「靈光一閃」的時刻，將隨機冒出的念頭轉變成有趣的創新思維或上億商機。[6]

　　如果睡眠不足，大腦某些區域會過度活躍，創造出新的神經路徑，並且妨礙思考、專注與認知效率。睡眠不到7小時也會讓壓力與焦慮增加30%，[7]憂鬱症的發生率會比睡眠充足的人高出10倍。[8]有些睡眠科學家甚至表示，如果每個人每天晚上多睡60到90分鐘，整個世界都會快樂得多。[9]

　　睡眠不足顯然不會只影響到腦部。睡得太少可能導致體重增加和高血壓，各種問題也會接踵而來，從最普通的皺紋增多和感冒，到致命的車禍、心臟病、癌症、糖尿病和早逝。

　　那麼我們到底需要多少睡眠？美國的權威衛生機構建議每晚最少7小時，有些人可能需要9小時，視個人活動量、生活習慣和健康狀況而定。

　　我們都聽說過某些事業成功的企業執行長或國家元首每晚只睡4小時的神話。不過這種4小時的神話，也只是神話。附帶說明：有極少數人確實不需要太多睡眠，這些人拜基因突變之賜，每晚只需要不到6小時的睡眠，早晨醒來依然精神飽滿。[10]不

過，這類人大約只占總人口數的1到3%。

　　睡眠需求少的人雖不多見，慢性睡眠不足的人卻比比皆是。40%的美國人平均每晚睡不到7小時。[11] 大多數人也傾向高估自己的睡眠時間，而睡眠最缺乏的人，正是最容易誇大睡眠時間的一群。[12] 那是因為睡眠不足對判斷力有全面性的損害，包括自我評估的能力。[13]

健腦小訣竅

6種方法幫助你每晚睡足7小時

　　1、建立睡眠時間表。提升睡眠質量最好的辦法，就是每天同一時間就寢、同一時間起床，週末假日也不例外。這麼做可以重設身體的生理時鐘，每天晚上時間一到就會感到睏倦，提醒身體該準備睡覺了。

　　2、調低室溫。身體會調降核心溫度培養睡意，因此，將室內溫度調低或打開窗子，可以加速這個過程。適合睡眠的理想室溫是在攝氏15.5°到19.5°之間。[14]

　　3、別碰手機、平板、電視和筆記型電腦。這是老生常談，可惜還是有人會看手機看到關燈，甚至關燈後繼

續看。智慧型手機、筆電、電腦、平板和電視釋出的藍光會刺激腦部，讓人難以入眠。因此，睡前至少90分鐘就得跟這些科技產品道晚安。如果你做不到，那就花點錢配副濾藍光眼鏡，或下載濾藍光應用程式。

4、制定睡前儀式。在我家，晚上8點燈光就會調暗，提醒身體開始分泌褪黑激素。到了9點30分，我會再帶我們收養的狗兒奧斯卡出去遛一圈，之後刷牙、洗臉，帶本好書爬上床，讀幾分鐘就關燈睡覺。

5、就寢前3小時不吃東西。晚餐或宵夜離睡覺時間太近，可能導致消化不良，還會讓人不易入睡又睡不熟。

6、使用含助眠成分的沐浴產品洗個澡。如果我覺得當天可能不太容易入睡，睡前就會用瀉鹽泡個熱水澡。瀉鹽溶入水中會釋出鎂，鎂能滲入皮膚，安撫並放鬆肌肉與神經。根據研究，在浴缸裡加幾滴薰衣草精油也能助眠。[15]

觀 念 補 給 站

睡眠呼吸中止：大腦的隱藏殺手

睡眠呼吸中止症讓人在睡覺時突然停止呼吸，導致腦部沒辦法得到足夠的氧氣，認知障礙、失智症和阿茲海默症的風險因此大幅增加。美國大約有2千5百萬人有這種症狀，等於每12人就有1人。睡眠呼吸中止症的症狀包括鼾聲如雷、醒來時覺得呼吸困難、喉嚨疼痛或乾燥，白天則會精神不濟。如果懷疑自己有這種問題，盡快找醫生檢查。經過治療，認知功能會立刻改善，擺脫腦部退化與病變的威脅。

大 腦 診 療 室

克麗絲蒂的故事
簡單的練習有效改造大腦

你可能還記得第一章提到過的克麗絲蒂。她外表看來溫和又平靜，腦部影像卻完全不是那麼回事。克麗絲蒂雖然個性穩重，她的腦部影像卻顯示大腦掌管焦慮

的區域過度活躍。壓力不只影響到她的大腦,她也被診斷出潰瘍性結腸炎,意味著她身心連結的作用集中在腸胃道。

關於克麗絲蒂的故事,有個重點我們在第一章沒有提到,那就是她的睡眠狀況不好,很難入睡,半夜也容易醒來。頂多睡6小時就醒,起床後渾身疲倦乏力,腦子卻靜不下來。

我要求她養成固定的睡眠習慣,她於是決定每天10點就寢,隔天7點起床。夜晚她不再乾等睡意來襲,每天9點把燈光調暗,手機關機,用薰衣草之類的精油放鬆大腦,上床前半小時補充鎂和γ-胺基丁酸。她也吃益生菌保護腸道。這些努力得到回報,她的睡眠質量提升了,平均每晚能得到7小時能讓身體充滿電的睡眠。

她的睡眠改善以後,我建議她邁向下一步:以冥想和深呼吸調整日常生活壓力。只要她覺得身心俱疲不堪負荷,就深呼吸把氣送進丹田,腦子專注在某個正面念頭,比如「我心情平靜」。透過這種練習,搭配冥想和瑜伽,她覺得自己已經掌控壓力,而不是被壓力掌控。

克麗絲蒂到現在還持續做瑜伽、冥想和深呼吸。她覺得自己更有創造力,能想出辦法解決問題,不再被問

題困住。她說那種感覺就像有人掀開了壺蓋，釋出水蒸氣，她所有的負面念頭、煩躁和焦慮都被釋放了。

❤ **克莉絲汀的叮嚀** ❤

克麗絲蒂一有機會就會到戶外練瑜伽和冥想，這能進一步減輕她的壓力。研究顯示只要在大自然待20分鐘，不管是練瑜伽、冥想或深呼吸，安撫大腦的效果都更為顯著。[16]

讓大腦更平靜、更聰明的3種方法

為了長時間掌控壓力，我們需要找到一種能改變大腦功能與結構的活動。根據研究，冥想、瑜伽與深呼吸都能改造大腦的神經網絡，因此是效力強大的長期對策。即使每星期只做其中一種練習幾次，也能對腦部產生顯著的功效。

1、冥想

沒試過冥想的人一開始都抱持懷疑態度，我則是好奇多一

點。我跟很多邏輯線性思維的人一樣,覺得冥想就是盤腿坐著,閉起雙眼,想辦法讓腦子裡的念頭安靜下來。不過,我花了幾年時間找出自己的冥想方法,也讀過不少有關冥想對腦部功能有多大影響的研究,我現在對冥想如何激發大腦最佳功能有全新的認識。

冥想的定義廣泛,在具體操作上也有各種不同派別。我個人對冥想的定義是花點時間靜靜端坐,做個內在清算,練習進入正念狀態,覺察當下這個時刻。對很多人來說,冥想的意思是找個安靜的地方獨處,專注在自己的呼吸和身體。念頭可能會出現,但不需要去思索,只要知道它們存在,把注意力轉回呼吸。這種練習就是一般所謂的正念冥想。

正念冥想如何改變大腦?只要每天練習,就能改變腦波狀態,從警覺、留意與清醒的狀態（β波）,轉為比較平靜、放鬆的休息狀態（α波）。研究顯示,如果持續冥想幾星期或幾個月,大腦的灰質和海馬迴（記憶中心）都會變大,幫助你更妥善控制情緒。[17] 冥想也能讓杏仁核（大腦的恐懼中心）縮小,我們感受到的壓力與焦慮也會隨著減少。[18]

有趣的是,冥想也能壓制自我指涉思維（self-referential thought）。[19] 所謂自我指涉是指將一切大小事連結到自己身上。自我指涉思維會增加擔憂與焦慮,冥想卻能在大腦創造新的連

結，減少這一類的胡思亂想。冥想也能明顯降低壓力荷爾蒙皮質醇的分泌與發炎現象。

　　研究顯示，只要冥想2個月，壓力與焦慮就會大幅減輕，即使停止練習，效果還能持續3年。[20] 冥想也讓我們更聰明，思緒更清晰，更能專注，能做更好的決定。最後，冥想能夠療癒很多疾病，比如高血壓和慢性疼痛，也能降低阿茲海默症與其他神經退化疾病的風險。

　　怎麼做：利用5到20分鐘的空檔，找個安靜的地方，遠離人群、聲響與視覺的干擾，閉起雙眼端坐。注意力放在呼吸，慢慢吸氣、吐氣。如果念頭干擾你，別煩躁，接受念頭的存在，把注意力拉回呼吸，將負面念頭和情緒隨著每一次吐氣送出去。

　　剛開始冥想如果覺得不舒服，不要擔心。多點耐心，至少試過幾次，再決定要不要繼續。也可以下載Headspace之類的冥想應用程式來引導。很多冥想新手藉助應用程式都獲得很好的效果，而這些應用程式通常免費，或者費用極低。

　　適合冥想的人：覺得靜坐幾分鐘就像放長假；珍惜獨處的時間；覺得腦子靜不下來。

大腦診療室

國家橄欖球聯盟實例
65歲的名人堂球員如何靠冥想擊退壓力

克林頓‧瓊斯（Clinton Jones）是跑鋒球員，曾經進入密西根州名人堂，獲海斯曼獎（Heisman Trophy）提名，第一輪選入明尼蘇達維京人隊，在聯盟的7年運動生涯中，大部分時間都待在維京人隊。他來到門診時，距離當年在超級盃大展雄風的日子已經很遙遠。他60多歲，是個脊骨神經矯正師，白天承受的壓力與當年打球時大不相同。有時候工作與生活上的壓力讓他覺得焦慮又混亂，像遇難船隻上的老鼠，放眼望去看不到任何浮木。他睡得不好，平均每晚只睡4到6小時，半夜頻頻醒來。

聽他描述過他的睡眠狀況後，我們懷疑他有睡眠呼吸中止症，建議他做個檢查。正如我們在診所治療過的許多橄欖球員，檢查確認我們的猜測，我們建議用持續正壓通氣呼吸器治療。

睡得更久更沉對克林頓當然有幫助，但他的下一步是找到幫助他對抗壓力的方法。他練習冥想已經很多

年，所以我建議他增加冥想時間，再搭配呼吸，一切都是為了提升他的認知健康。

克林頓執行的勤奮度超乎我的想像：每天冥想，有時1天2次。他找到一種對他有效的技巧，那就是一面出聲唱誦，眼睛盯著曼陀羅。曼陀羅是佛教與印度教常見的圖形。

克林頓的練習效果令人十分振奮。這位65歲的前職業運動員竟然每天冥想多達2小時，他的壓力值和睡眠模式立刻獲得改善。最重要的是，他對人生的看法也改變了。過去每每連續糾纏他數天甚至數星期的負面念頭，如今只是一閃而逝，因為不管是冥想時或其他時間，他都比過去更有覺察力。

如今克林頓每天早晚冥想至少1小時，他說當初如果沒有做這個練習，可能活不到現在。冥想讓他的生理、心理和情緒保持平衡。他覺得冥想改造了他身體裡的每一個細胞，比過去在球場上打球那段時間帶給他更多勇氣和力量。

❤ 克莉絲汀的叮嚀 ❤

很多人對冥想抱持刻板印象或誤解。冥想不是新世紀

（New Age）追隨者的專利。很多頂尖的企業執行長、政治人物、名人和職業橄欖球運動員，都在練習冥想。正如克林頓的做法，每個人都應該找出適合自己的冥想方式，本著開放心態勇於嘗試。

2、瑜伽

看見我的第一份腦部造影結果、了解壓力如何衝擊我的大腦之後，我開始利用每天早上上班前學習流動瑜伽（vinyasa flow yoga）。我每星期上幾次課，每次60到90分鐘，終於明白什麼叫做活在當下，也學會把注意力放在自己的身體，不去關注流過我腦海那成千上萬的念頭。我不去擔心工作、通勤、我父親、我的感情生活和其他所有的煩惱，全心全意專注學習各種瑜伽姿勢，在能力範圍內跟著操作。我也喜歡瑜伽溫和的伸展動作，正是我跑步後的肌肉迫切需要的。

瑜伽與冥想類似，也能增加大腦灰質，[21] 縮小杏仁核。這種效果不限於練習的當下，而是能延續幾天。[22] 瑜伽也能刺激γ-胺基丁酸分泌，有助於減少焦慮。這不只是因為瑜伽可以讓人放鬆。有個研究顯示，上1小時的瑜伽課可以讓γ-胺基丁酸的分泌

提升27%，安靜閱讀1小時卻得不到相同的效果。[23] 瑜伽也能降低皮質醇，增加血清素、多巴胺等快樂荷爾蒙的分泌。[24] 另外，瑜伽能安撫額葉的活動，[25] 增加腦源性神經營養因子的製造。一般認為額葉是我們的認知控制面板，而腦源性神經營養因子則與神經新生有關，是成年人腦部生成新細胞的關鍵。

怎麼做：最簡單的方法就是找個合格的老師或瑜伽教室，試上幾節課。很多健身房或健康中心也提供瑜伽課程，通常一般會員都能免費利用。瑜伽有十多種不同流派，課程的時間與難度也各有不同，因此，務必要找到時間與程度都適合的課程。如果你不想去瑜伽教室或不喜歡團體課，市面上有數以百計的應用程式和網路課程，隨時隨地可以帶你走進瑜伽的世界。

適合瑜伽的人：覺得動動身體讓人放鬆；覺得專心擺出某種姿勢可以平撫情緒；或者喜歡團體瑜伽跟同好交流。

3、深呼吸

我之所以喜歡深呼吸，是因為任何時間地點都能做，而且能收到立即效果。研究顯示，深呼吸可以在幾秒內降低皮質醇濃度，[26] 還能降低血壓和心跳速率。[27] 這表示深呼吸可以在危機時刻讓人立刻冷靜下來。深呼吸又稱腹式呼吸，臨床上已經被

用來治療恐懼症、暈車、創傷後壓力症候群與其他壓力導致的情緒障礙。[28]

每當我對某件事感到焦慮，或想要立刻冷靜下來，就會深呼吸。對我來說，深呼吸可以切換開關，中斷我的腦電活動。

怎麼做：一隻手按在腹部，另一隻手貼在心臟部位。從鼻子深深吸氣，數到8，將氣送進腹部，閉氣數到4。慢慢用嘴巴吐氣，數到8。如果你覺得數到8太費力，那就數到6，縮短吸氣與吐氣的時間。重複5到10次。做的時候可以閉上眼睛，有人覺得閉上眼睛更放鬆。

適合深呼吸的人：接受訪問、搭飛機、發表演講前心情焦慮，想要立刻釋放壓力；喜歡隨時隨地（比如開車、排隊購物，或跟另一半吵架時）解決焦慮。

觀念補給站

為什麼花錢做按摩：對身體與腦部有益的自我照顧

我經常弓著上身看顯微鏡或電腦，很多上班族對這樣的姿勢都不陌生。久坐有很多壞處，姿勢不良更是糟糕。其中最大的壞處是，不正確的坐姿會造成肩頸緊

繃。肩頸緊繃有礙血流的暢通，輸往腦部的血液和氧氣隨之減少，造成頭痛、腦霧和其他認知問題。

按摩可以放鬆久坐導致的肌肉緊繃，降低皮質醇，安撫交感神經系統。[29] 優質的按摩還能降低血壓和心跳速度，減少皮質醇，增加腦內啡和血清素的製造，不管你什麼時間做按摩，都能產生助眠功效。

如果你覺得負擔不起按摩費用，告訴你一個好消息：我最喜歡的按摩中心（就在我家附近的街角），一節只收費25美元，比很多人每星期花在咖啡上的錢還要少。請朋友、同事或家庭醫生推薦，或上Yelp之類的商家點評網站，找個離你最近、價位可以接受的按摩中心。按摩不需要每星期做，如果剛好知道不久的將來有個讓你壓力倍增的活動，也可以1個月安排1次。

其他12種降低壓力、放鬆身心的神奇方法

我喜歡用以下方法讓大腦冷靜下來。

1、出去慢跑。跑步是我最喜歡的動態冥想，可以幫助我安

撫大腦、整理思緒。

2、跟動物相處。女孩最好的朋友不是鑽石，而是狗。如果你家裡沒有毛小孩，可以到動物收容中心當義工，換取跟動物相處的時間。

3、打電話給好朋友。每回我跟要好的閨密講電話，即使只有幾分鐘，我都會笑呵呵。她對我的問題總有獨具一格的看法。

4、去海灘（或湖泊、河邊、森林、田野、公園、山區）。大自然對大腦的效益經過科學驗證，而且可以量測得出來，能夠減輕壓力，改善情緒，讓人更積極樂觀。

5、補充γ-胺基丁酸。我覺得不堪負荷的時候，就會服用這種神經傳導物質的補充劑。

6、調高室溫。如果你進過蒸氣室或按摩浴缸，就知道它們能讓肌肉和大腦無比放鬆。泡泡浴和加熱墊是很不錯的替代品。

7、讀鼓舞人心的書。每回讀到勵志書，我的腦子就會安靜下來，會用正向的角度看待事情，也會努力讓自己變得更好。目前我床頭放著以下幾本書：達賴喇嘛的《內在平靜的小書》（*The Little Book of Inner Peace: The Essential Life and Teachings*）、艾莉森·戴維斯（Alison Davies）的《犬星人教的生命課程》（*Be More Dog: Life Lessons from Our Canine Friends*）。

8、運用芳香療法。在手腕抹些薰衣草精油，或使用擴香器。研究顯示薰衣草的香味能安撫神經。

9、塗塗畫畫或素描。創作可以將壓力變成美麗、正向的產物。以前我喜歡畫馬來安撫我的交感神經系統，現在我隨意塗畫人腦、花朵或幾何圖形。

10、回想愉快的過往。整理一些能讓你開心的數位（或實體！）相本或筆記，自我懷疑的時候就拿出來看看。

11、聽放鬆身心的聲音。能讓我放鬆的聲音是Om的唱誦聲或海浪拍岸聲。你也許更喜歡古典音樂、合唱曲、雨聲、人類心跳聲，或任何能安撫你的聲音。雨聲和心跳聲可以下載應用程式

取得。

　　12、接觸自然光。接觸自然光能夠讓大腦更平靜、更有活力，所以我喜歡待在有許多窗子的房間。如果我不得不待在沒有窗子的辦公室，就會安裝全光譜電燈。這種電燈發出的冷光與自然光類似。

Chapter 8
思考創造好大腦

　　我父親是正向積極的典範,雖然有人可能會覺得他沒有樂觀的條件。他一生經歷過太多死亡和創傷,曾經兩度在越南擔任戰鬥直升機飛行員,又在消防隊執勤25年。但這些經驗始終沒能擊敗他樂觀的天性。他直到過世前都心情開朗、充滿希望,就算前景看似黯淡,也永遠只看光明面。他對別人的態度也十分正面,從來不說傷人的話,只看別人的優點。

　　成長過程中我從父親身上學到樂觀的強大好處,也學到積極與正向能讓人生更健康、更快樂。當時我不知道的是,樂觀對腦部健康也有驚人效果。

　　如果你想不通人生觀與認知功能有何關聯,我能理解。經過一段時間我才明白,人的念頭對腦部的影響究竟有多大。念頭不只會影響情緒和心理健康,甚至也會影響腦部的運作效能。

　　道理很簡單,我們的每一個念頭都能對認知功能產生影

響。負面念頭會啟動某些荷爾蒙、神經傳導物質和腦部構造，降低思緒清晰度、創造力、專注力、解決問題的能力、決策能力，以及整體思考與處理能力。正面念頭則會啟動不同的荷爾蒙、神經傳導物質和腦部區域，能夠提升認知功能，增加解決問題的能力，心情也更快樂。

很多針對最長壽的族群所做的研究，都證實正面思考的好處。世界各地都找得到最長壽的人。美國國家地理學會（National Geographic）研究員丹·布特納（Dan Buettner）列出5個百歲人瑞比率最高的「藍區」（Blue Zones），分別是希臘伊卡利亞島（Icaria）、哥斯大黎加的尼科亞半島（Nicoya）、義大利薩丁尼亞半島（Sardinia）、日本沖繩島和美國加州的洛馬林達區（Loma Linda）。這些百歲人瑞基因不同、吃不同食物（大多數人以半素食為主、吃大量蔬果和原型食物），有各種生活習慣和宗教信仰。但他們之間的共通點是樂觀正向，漫長人生中所思所想多半是正面念頭。

根據研究，樂觀的人平均壽命比一般人多出11%到15%。[1] 科學家認為，個性樂觀的人更善於控制情緒和行為，能做出正確的決定，也更能對抗壓力。

然而，有誰能夠一覺醒來就脫胎換骨，從此變成樂觀的人？我們真的能透過改變思維來改造大腦？

　　簡單一句話，可以。我會這麼說，是因為我見過有人這麼做，也看到他們的大腦得到改善。沒有人能夠避開所有的負面念頭與自我質疑，而改變念頭的練習就跟所有值得做的事一樣，需要投入與耐心，對認知能力與表現的潛在好處卻是難以估計。

大腦診療室

李伊的故事
真實世界裡的傑瑞·馬奎爾如何用正面思考扭轉人生

　　很多人都知道李伊·斯坦伯格（Leigh Steinberg），未必聽過他的名字，卻知道他的事跡。他是有史以來最成功的運動經紀人，電影《征服情海》（*Jerry Maguire*）的主角傑瑞·馬奎爾正是以他為藍本。目前他是斯坦伯格運動娛樂公司執行長，全世界有超過300名職業運動員跟他的公司簽有經紀約，包括前超級盃冠軍四分衛特洛伊·艾克曼（Troy Aikman）、休士頓油人隊四分衛華倫·穆恩（Warren Moon）和2020年超級盃冠軍四分衛派崔克·馬霍姆斯（Patrick Mahomes）。

　　2010年李伊來到我的門診，當時他剛戒酒，經濟狀況極差，資產幾乎損失殆盡。他深愛的父親剛過世，婚

姻出狀況，2個兒子都診斷出未來可能會導致失明的眼疾。他的運勢跌落谷底，很難相信黑暗中還有光明。

初診時，李伊想要提升認知健康。但想改善他的認知功能，就得先處理目前最耗費他心力的問題。他因為負面思緒身心俱疲，卻不知道那些負面念頭對他的認知功能有什麼影響。

我告訴李伊，負面念頭會傷害腦細胞，也會創造新的神經路徑，讓人沒辦法清楚正確地思索或看待事物。這對他衝擊很大。他曾經是殺伐果斷的運動經紀人，如果他連思緒都不清晰，要如何重返事業高峰？

在療程中我幫助李伊練習正念。我要求他先把煩惱拋開幾分鐘，將注意力放在當下的一切。由於他用甜點彌補酒癮，我也要求他平時只要想喝酒或吃甜點，就練習正念。他也開始記錄自己的念頭。

我建議他觀想自己的目標，想像自己達到目標的情景。這個練習在他心裡激起一些樂觀想法，他開始朝自己的遠大志向努力邁進，終於相信自己的黑暗世界裡或許還存在微弱的光線。樂觀的念頭與畫面幫助他建立新的神經路徑，讓他能夠對未來懷抱希望。

李伊改變了思維模式，因而扭轉自己的人生。我們

剛見面時，他的思緒混亂。短短幾個月後，他覺得自己已經有能力用過去的觀點看待這個世界。他重新找回感恩的能力，突然能客觀看待自己的問題，發現其實沒什麼大不了。李伊沒有墜入絕望的深淵，他看到自己仍然擁有健康與家人，也擁有實現人生理想的方法。

李伊憑著樂觀與勤奮，再次成為成功的經紀人，重整他的公司，為旗下運動員爭取到超過30億美元的合約。他還捐出7億5千萬美元做公益，藉此表達他對世界的感激。不過，對李伊而言，他最有意義的成就是重新成為好爸爸，而且成功戒除酒癮。

未來不一定會一帆風順，但李伊不再擔心害怕，他知道那就是人生。他現在知道該怎麼點亮蠟燭、找出解決方案，不會留在黑暗中。

❤ 克莉絲汀的叮嚀 ❤

感恩練習是個簡單又有效的方法，可以克服負面念頭、消除負面念頭對我們認知能力的傷害。就算沒有錢、沒有名氣、沒有成功的事業，也能感恩。只要你還活著，相對健康，就是值得感恩的好理由。

念頭如何改變大腦

　　人類的大腦每天產生多少念頭，各方猜測不一而足。有人聲稱我們每天有6萬個單一念頭，₂而狄帕克‧喬布拉（Deepak Chopra）等靈性導師斷言這個數字接近8萬。不管我們每天有幾萬個念頭，其中90%是反覆的，80%是負面的。₃

　　反覆的念頭是指一而再、再而三想同一件事，可能是回想過去、展望未來，或思索身邊發生的事。反覆的念頭有些是正面的，比如回味愉快的往事、預想期待的事件，或為將來某件事做準備。₄

　　但如果我們一再反芻同樣的負面念頭，沉緬其中，反覆的念頭就會對大腦不利。如果我們擔憂未來，或過去有什麼事讓我們覺得傷心、內疚、不安全、憤怒或灰暗，反覆的念頭就會出現。這種念頭於是導致憂鬱、焦慮，或其他身體和腦部的問題。₅

　　雖然很多反覆性念頭都是負面的，但我們也會有不反覆出現的負面念頭。負面念頭會增加腦部壓力，刺激皮質醇和發炎現象。時日一久，壓力荷爾蒙與發炎現象持續出現，就可能對海馬迴造成損害，₆衝擊我們思考、回想、解決問題、發揮創造力的能力，心智表現也會受影響。₇

　　負面思考也會降低小腦與顳葉的活動。小腦協助掌控我們

的思考與動作技巧，顳葉則關係到我們的記憶、衝動控制與情緒。[8] 更糟的是，負面思考會過度活化大腦的恐懼中心杏仁核，製造陰鬱的情緒，並將當下的經驗儲存為不愉快的記憶。[9]

不難想像，研究發現負面念頭會增加憂鬱症、焦慮、躁鬱症和其他所有情緒障礙的風險。此外，負面念頭也會提高阿茲海默症和其他失智症的發生率。[10]

我們的每一個念頭都有能力重寫大腦的神經連結和突觸強弱，最終建立新的神經路徑。正如反覆出現的念頭，我們的負面念頭越多，建立的負面神經路徑就越多。負面念頭甚至會改變基因，縮短端粒（染色體末端的帽形保護結構），加速細胞的老化。[11]

念頭會塑造情緒，情緒又會驅動決策。如果念頭是負面的，情緒也會是負面的，於是做任何決定都是出自負面觀點。這麼一來，負面念頭讓人做出無益的決定，可能會引發不好的後果，或讓原本的問題加劇。

反覆或負面的念頭也會增加心臟病、糖尿病、身心障礙、癌症和其他慢性病的風險。[12]

好消息是，正面念頭的效果恰恰相反。正向樂觀的念頭能消除壓力，提升認知功能，改善情緒。也就是說，樂觀能讓人更聰明、更快樂、更健康。這種效果非常強大，因此研究顯示正向思

維能提高疼痛耐受力，[13] 也能對治普通感冒。[14]

而在腦部，正面念頭能降低皮質醇和發炎現象，增加血清素與多巴胺等愉悅感神經傳導物質，讓人感覺平靜、專注與放鬆。正面思考也能活化前額葉皮質和海馬迴。前額葉皮質能調節念頭與情緒，海馬迴則能強化認知與學習。[15] 另外，正面思考還能讓端粒變長，減緩老化速度，讓我們做出更好的決策，找出更妥善的解決方案。

樂觀性格對身體影響也極大，既能降低慢性病風險，又能延長壽命，提升生活品質。有個研究顯示，有心臟病家族史的人如果凡事樂觀，罹患心臟病或其他心血管疾病的機率比想法負面的人減少1/3。[16]

如果你覺得自己的正面念頭比負面念頭多，這很正常，大多數人都這麼認為，而大多數人都想錯了。有個針對商業院學生所做的研究發現，學生們覺得自己的念頭60%到75%都是正面的，但事實上，負面念頭占了他們所有念頭的60%到70%。[17]

安慰劑效應：正面念頭不可思議的力量

最能演示正面思考的力量的，應該就是安慰劑效應了。安慰劑效應是指接受無效藥劑或治療方法的人如期痊癒，只因他們

相信藥劑或療法會創造正面效果。換句話說，如果相信某件事行得通，這個正面念頭的力量就能帶來成功。

安慰劑效應確有其事。過去幾十年來有越來越多研究顯示，在治療慢性疼痛、憂鬱症、睡眠障礙、更年期症狀和帕金森氏症的症狀時，安慰劑跟處方藥和其他治療方法一樣有效。安慰劑效應還曾經幫助患者擊退心臟病、癌症和關節炎。喬·迪斯本札醫生（Joe Dispenza）在他的書《啟動你的內在療癒力，創造自己的人生奇蹟》（*You Are the Placebo*）告訴讀書，他在撞斷6塊脊椎骨之後，如何以心靈的力量自我療癒，避開手術與癱瘓的命運。[18]

有關安慰劑如何改善健康的故事時有所聞，探討這個問題的全面性研究也不在少數。比方說，腦部影像研究發現，安慰劑在慢性疼痛和阿茲海默症患者的腦部活化的區域，與處方藥劑沒有差別。[19] 另有研究顯示，抗憂鬱處方藥對情緒障礙患者的療效，並沒有比安慰劑好。[20] 同樣地，科學家發現，充做安慰劑的糖錠止痛的效果，跟市面上某些最有效的止痛藥一樣好，結果一出，整個製藥業為之震撼。[21]

安慰劑怎麼會有這麼不可思議的效果？患者的期待是首要原因。當我們相信並期待某種藥劑或療法有效，這份信念就會在身心之間創造強大的連結。我們的大腦想到身體可以痊癒，

就無比振奮。這股振奮促使身體製造腦內啡和其他神經傳導物質,啟動療癒流程。在此同時,由於大腦預期疼痛和苦難即將結束,皮質醇濃度會減少,這會對身體產生治療效果,減輕疼痛並提升情緒。[22]

但唯有病人對療法或附帶的程序深信不疑,安慰劑效應才會發生。換句話說,患者需要樂觀地相信藥劑或療法能達到醫生所說的效果。正因如此,研究發現樂觀的人對安慰劑和生物活性藥物或療法反應比較好。[23]

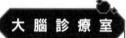

大 腦 診 療 室

國家橄欖球聯盟實例
梅里爾・霍吉如何靠念頭的力量征服癌症

前國家橄欖球聯盟跑衛梅里爾・霍吉(Merril Hoge)不是我的病人,而是我的多年好友。我在這裡舉他的例子,是因為我敬佩他用積極正向的力量,將絕望的診斷結果轉變成重新燃起的生活熱情。

梅里爾在1990年代中期離開聯盟,38歲那年被診斷出第二期非何杰金氏淋巴瘤(non-Hodgkin's lymphom)。連醫生都不確定化療對他是否有效,也不

敢打包票癌症能痊癒。他自己也沒有把握能有足夠的精神體力熬過這場大病。

梅里爾的醫生建議先做半年到1年的密集化療。醫生告訴他，這種療程很辛苦，也不保證有效。死亡的陰影籠罩著他，他任由自己被疾病與死亡的念頭吞噬。

梅里爾決定馬上告訴孩子們他生病的事，讓他們對即將到來的變局有點心理準備。他9歲的女兒可莉聽見爸爸生病，上前抱住他的脖子，抬頭看著他的臉，說道，爸，事在人為。

在那一刻，梅里爾精神一振，死亡不再是他的選項。

「事在人為」是身為運動員兼父親的梅里爾最喜歡的口號。他聽見自己這句破釜沉舟的座右銘從女兒口中說出來，才醒悟到自己原來已經失去動力和勇氣。如果他不盡力而為，要怎麼對抗癌症？他發現自己必須改變念頭，必須拿出過去在球場上面對難題的心態，把癌症當成必須克服的阻礙。

他展開行動。只要發現腦海冒出死於癌症的念頭，就立刻轉念，告訴自己我會摧毀非何杰金氏淋巴瘤。他不知道該怎麼做，但這無所謂：他不再坐以待斃，而是

全心全意觀想自己打敗癌症，想像自己的器官健康、乾淨、沒有癌細胞。

接下來他想找到曾經得過這種病的人，希望從中得到支持，證明確實有人能擊敗惡性淋巴癌。在醫生協助下，他跟幾個成功抗癌的病友聯繫上，聽他們敘述成功的抗癌經驗。他覺得士氣大振，因為這些人都熬過來了。當然，有些人頭髮還沒長出來，所有人都咬牙苦撐爬過底線區，但他們總算都成功達陣，贏得比賽。

心態改變後，梅里爾半年就清除癌細胞，很快回到ESPN繼續擔任球評，比醫生預期提早半年。他自己和他的醫生都覺得，他能憑著堅毅和勇氣戰勝病魔，真是不可思議。

17年後，梅里爾的癌症並未復發，他還是繼續把負面念頭轉換成事在人為。這幾個字依然激勵著他，帶給他力量，不管上天給他什麼考驗，他都能掌控局面。

目前梅里爾會寫下自己所有的目標，釘在軟木板上，每天早晚看一次，構思達成目標的步驟。檢示那塊軟木板已經變成他的例行公事，是樂觀、想像、責任感與行動的展現。他每天都要求自己做點什麼，讓自己更接近目標。

　　樂觀在梅里爾的生命裡產生漣漪效應。癌症是生命的低潮，卻也為他注入積極的力量，讓他更快樂，思緒更清晰，更有創造力，能專心做自己想做的事，成為自己想成為的人。

❤ 克莉絲汀的叮嚀 ❤

逆境讓人灰心喪氣，卻也為我們帶來改變自己的機會。

擺脫負面念頭的8個步驟

　　負面念頭很正常。我們所有人都有，就連我這種永遠的樂天派也不例外。我過度分析的時候，就會陷進負面思緒的漩渦，而我總是會陷入過度分析。那是我的科學精神，但如果過度分析掉進死胡同，我會失去行動力，因為我覺得那些想法不夠完美。這時問題就來了。只需要5分鐘做準備的活動，我要嘛準備得太周全，要嘛拖延到最後關頭，只因為我覺得所有事都必須完美執行，因而陷入焦慮。

　　有時候我會告訴自己，公司的某個新計畫我不能接，因為我沒辦法做到毫無瑕疵。想請朋友來家裡吃飯，一定得端出跟食譜

一模一樣的餐點。這些念頭讓我裹足不前，沒辦法追求新目標和新夢想。

當我因為「我辦不到」的念頭感到氣餒，就會醒悟到自己陷入負面思考模式，於是趕緊有意識地重新界定情勢。我不再想，我不能接這個新計畫，因為我沒辦法做到完美。我會告訴自己，我可以接這個計畫，也躍躍欲試，準備全力以赴。沒有什麼事是完美的，但我有信心和熱忱，願意勇敢面對未知。

我不再想，我沒辦法做20人份的晚餐。我告訴自己，就算我煮的東西不像食譜呈現的那樣色香味俱全又怎樣？最糟糕的情況會是什麼？我能開開心心跟朋友和家人相聚，跟他們分享家常料理。就算臨時出狀況，我隨時可以到附近的天然食品店買些現成的料理。

我們沒辦法安撫所有的負面念頭（也不需要這麼做，因為不切實際），卻可以選擇如何面對生命。以下8個步驟可以清理負面念頭，讓我們變得更聰明、更快樂、更健康。

1、記錄腦子裡的碎念

如果不知道腦子裡有哪些念頭，就沒辦法改變它們。記下你洗碗、開車、處理雜務、通勤上下班、遛狗或做其他不需要思考

的事情時，腦海裡冒出的想法。這能幫助你辨識負面念頭。

　　寫這樣的思緒日記時，盡量記下一整天浮現在腦海的念頭、畫面和語詞，越多越好。由於我們的腦子每天出現數以萬計的念頭，記的時候選擇能影響你的情緒和心情的（即使程度輕微）。也就是說，那些讓你感到擔憂、哀傷、不安全、不夠好、焦慮或惱怒的念頭。也要記下慣性負面念頭，或是當你告訴自己無法做到某件事、責怪自己，或在負面情境下使用「總是」、「從不」或「我應該」等語詞的時候。

　　記錄幾天到1星期後，好好讀一讀，找出類似的模式，或重複出現的負面想法。你在責備自己嗎？你會根據單一事件預測未來嗎？你在下定論嗎？比如你永遠找不到新工作、注定孤孤單單過一生等等？看看這些念頭出現時的情境有沒有共同點：是不是都在上班期間，或涉及工作相關的議題時？當時你一個人，或跟朋友、家人、另一半，或同事在一起？

　　當你找出常見的負面念頭，列出這個念頭基於哪些原因可能是真的。比方說，如果你覺得自己注定孤獨以終，寫下這個想法的相關證據。接下來再把你可能不會孤單一個人的理由列出來，比如你可能會認識某個人，可能會有人來約你，也許會認識新朋友，或在找到對象前跟家人住在一起，填補親密關係的空窗期。經過記錄與檢視，我們通常會發現，我們的負面念頭依據的

都是情緒的過度反應，而非事實。

2、重塑負面念頭

找出幾個常見的負面念頭後，日後只要這些念頭出現，就能踩煞車，將它們修改為正面想法。

該如何重塑念頭，取決於念頭本身。比方說，如果你覺得自己不夠好，那就想想為什麼會有這種想法。如果是因為你拿自己跟別人比較，就提醒自己每個人都有獨特的背景和經驗，而你拿來跟自己比較的那個人，很可能也拿自己在跟其他人比較。（也要記住，社群媒體上看似美好的一切未必是真相。第五步會多聊這個問題。）把我不夠好修改成這樣的我沒什麼不好，我跟所有人一樣有缺點，也跟所有人一樣有夢想。我滿懷熱情，決心盡所能達成夢想，在能力範圍內做個最好的人。

有時候把負面念頭改造成主動、可行的想法，也有幫助。比方說，如果你為自己正在做或沒做的事感到內疚，比如不減重、不運動，沒辦法完成某個工作上的計畫，與其對自己說，我應該（或不該）做某件事，我沒有做到，所以我沒用。不如告訴自己，我打算採取這些步驟去做（或不做）……

3、別控制念頭

　　負面念頭再正常不過，想加以控制或完全阻絕，所造成的傷害可能比好處大。如果你每次出現負面念頭就告訴自己「不！我不該這麼想！」，可能會讓自己更憂心，想法更負面。相反地，接納負面念頭，不加批判，問問自己為什麼對自己或自己的處境消極悲觀。依照念頭日誌的流程操作：有哪些證據證明那些念頭是真的？哪些證據證明它們是假的？最後，把負面念頭修改成正面想法。

4、練習正念讓腦子靜下來

　　學習正念，把注意力轉向當下身體和腦部的狀況，可以避免沉緬過去或預測未來。正念不只讓我們的念頭安靜下來，也能訓練我們更清楚自己的情緒，未來更能有效調節。

　　每當我覺得身心俱疲或消極負面，就會讓自己脫離當下的情境，找個安靜的地方冥想。我會閉上眼睛，注意力向內，專注觀察吸氣與吐氣的動作和身體相應的感受。如果腦海浮現負面念頭，我會接受它的存在，重新把注意力轉回當下在做的事，也就是獨自坐在安靜的空間，把念頭轉向自己的身體。

　　如果我不想坐下來，就會帶著正念到外面跑步、散步或爬山。重複的動作可以讓呼吸與腳步同步，也能讓你在從這一刻到下一刻的過程中，更能專注在自己的身體。

5、重新思考看待社群媒體、電視與新聞的態度

　　我們大多數人時時刻刻都關注著外在訊息，以及我們在社群媒體、手機、電腦、平板和電視看到的一切。這些資訊的問題在於，其中大多數都是負面的。而社群媒體更會製造相互攀比和悲觀念頭的惡性循環。

　　如果花太時間使用社群媒體，很容易就會拿自己跟看到的東西做比較。這可能會激起負面念頭，比如覺得自己事業不成功、身材不苗條、體格不健壯、沒有冒險精神、錢不夠多，或另一半不夠貼心。研究顯示，我們花越多時間關注社群媒體，就越不快樂，對自己的人生也越不滿意。[24] 別忘了，社群媒體呈現的只是經過編修、最美好的一面。我們很少看得到別人的困境、不安、不確定、寂寞與失敗。

　　越是沉迷社群媒體的人，就越不可能積極運動、追求興趣、跟家人朋友相處，或做讓生命更有意義、更幸福的事。社群媒體的使用也增加社交孤立，讓人感覺孤單、憂鬱。[25]

新聞也有類似效應。大多數新聞都是負面的,新聞編輯台流傳「不見傷亡,不上頭條」這句話可說其來有自。電視新聞尤然。根據研究,看電視新聞讓人更焦慮、更悲傷,而且變得憂心忡忡。[26]

縮短使用社群媒體和看電視的時間。比起看新聞,看電視對情緒的衝擊更大。就連電視劇或實境秀通常也既負面又暴力,會增加壓力。如果想放鬆心情就做些真正能讓人輕鬆的事,比如跟朋友相聚,讀本好書,泡個澡或運動。

6、積極正向開啟新的一天

如果用正面心態開始新的一天,很可能一整天都會保持積極正向。這就是為什麼某些頂尖的成功人物,比如企業執行長、國家領袖或科學家,都堅持一套晨起儀式,從不改變。在忙碌的一天開始前,先運動、跟家人相處、冥想或閱讀。

我每天一早先喝1杯純淨的水和1杯自己榨的蔬果汁,接著去跑步或做其他運動。之後我會冥想5到20分鐘,然後陪我們的狗奧斯卡度過一小段溫馨時光。這套流程在生理、心理、情感和心靈各方面帶給我力量,讓我為即將面對的任何事做好準備。

7、動起來

我們在第四章談到，運動可以減輕壓力，提升自我評價與信心。研究顯示，運動還能打斷慣性負面念頭。[27] 對我而言，運動最能培養積極正向的心態。運動總是能夠讓我打起精神，對自己和生命的感覺更好。我不練習正念的時候，運動也能幫助我解決衝突，翻轉負面念頭。研究顯示，常運動的人比較有創造力，更善於解決問題。[28]

8、做最簡單的選擇

每個人都有選擇。你可以選擇積極樂觀，想辦法解決問題；也可以消極悲觀，沉溺在困境裡，放任問題阻滯惡化。在我看來這個選擇一點也不難。消極悲觀沒有一點用，永遠無法改善問題，甚至只會讓處境變得更糟。

觀念補給站

別一個人耽溺在負面念頭裡

不管是情緒困擾，或只是想盡力變成最好的人，合

格的心理醫師或治療師都擅長幫人處理負面念頭。認
知行為療法是打擊負面念頭最有效的方法之一，能夠
處理導致消極悲觀的潛在念頭和行為模式。認知行為
療法幫助人看清負面念頭的根源，並學會將它們修改
為正面的肯定或主動的解決方案。想找治療師，不妨
請家人、朋友、同事、醫生或其他信任的人推薦。也可
以上美國專業心理學會（American Board of Professional
Psychology）官網，在「認知行為療法」的選單裡尋找離
你家最近的合格專家。[29]

Chapter 9
真正有益的健腦遊戲

　　你可能聽過字謎和數獨之類的遊戲可以刺激大腦，避免認知退化。但智力遊戲（我們這些神經科學家偏好稱之為「認知訓練」）的功能，不只是讓你的腦子在老化過程中稍微靈光一點。認知訓練具有多方面改善認知能力的潛力，而且只需要幾個月，就能增強記憶力、專注力、理解力、創造力和解決問題的能力，甚至提升智力。如果這還不夠吸引人，那麼智力遊戲還能治療認知損傷（我們是在國家橄欖聯盟臨床試驗中發現這點），減緩腦部老化的速度。

　　我從小成長在熱衷玩智力遊戲的家庭，只是當時我並不知道。我母親經常玩單人紙牌遊戲和金羅美紙牌，我們家也是鄰居們週末橋牌聚會的地點。家裡櫃子擺滿各種桌遊，比如常識問答、跳棋、雙陸棋，還有瘋狂填字遊戲（Mad Libs，我的最愛）之類的字謎遊戲，以及魔術方塊之類的立體組合遊戲。

不過我家的認知訓練使用的不只是傳統遊戲。我母親也熱愛藝術創作，空閒時間喜歡素描、畫畫、雕刻和編織。她經常要我跟她一起創作，也鼓勵我參加芝加哥藝術博物館的課程。她就是喜歡創造新事物，不管是透過藝術或烘焙，而我跟在一旁耳濡目染。數不清多少次，我跟她一起在廚房，量材料、跟著家傳食譜的步驟，看著她預估烹飪時間，微調烹飪方法。

父親則引導我接觸各式各樣的樂器，從古典吉他和口琴，到鋼琴、長笛、鈴鼓、五弦琴，還有孩子們必學的直笛。我學習五線譜和各種樂器的彈奏法，也親自動手為每個樂器調音和清潔。

說這麼多只是為了強調，我時時刻刻都在挑戰認知能力，接觸新技能，使用不同的方式思考，而這就是認知訓練的真諦。要想刺激腦細胞新生、強化神經路徑、保持大腦現在和未來的敏銳度，不一定要仰賴傳統形式的「遊戲」。

關於認知訓練的研究成果同樣令人欣喜。譬如近期有個研究發現，一段期間內總共玩10小時電動遊戲的成年人，認知存款（指大腦受損後持續運作的能力）能延長3年。[1] 也有研究顯示，只要玩幾個月智力遊戲，最久可能影響10年後的認知功能。[2]

認知訓練最令人感興趣的好處是，它有增加智商的潛力。[3] 這方面的研究還待進一步探索，但已經有研究顯示，智力遊戲玩得越多，大腦可能越聰明。

　　智力遊戲也能刺激神經新生，讓我們在變老的過程中還能製造新細胞。[4] 做些挑戰腦力的活動也能強化神經連結，增加新的神經路徑，讓我們的思考效率更高，也更具成果。[5] 另外，你多半也猜到了，智力遊戲還能預防阿茲海默症和其他的失智症。[6]

　　我在亞曼診所主持國家橄欖球聯盟臨床研究時，直接觀察到智力遊戲對認知功能的作用。我們規劃球員們的腦部復健計畫時，納入由29種大腦訓練遊戲組成的30分鐘基本神經認知測驗，都是針對個人需要改善的認知區域設計而成。球員們可以在家使用電腦程式玩這些遊戲，我們鼓勵他們天天做。

　　運動員有天生的好勝心，這些遊戲恰恰投其所好，很多人表現頗為出色。他們知道6個月後我們會評估他們的成效，於是在家裡玩得十分投入，努力提升自己的技能。這份用心效果奇佳，大多數人的認知功能與熟練度都獲得某種程度的改善，其中將近半數改善的幅度甚至達到50%或更多。

讓智力遊戲發揮最大功效的4個祕訣

　　或許你已經定期做著某種認知訓練。不過大腦需要經常接受新的挑戰，才能保持靈敏與健康，所以你的認知訓練需要多樣化。以下是精通認知訓練攻略大腦的方法：

1、擁抱新遊戲。每天做同樣的遊戲，大腦會感到乏味。如果每天做填字遊戲，大腦會習慣這類型的挑戰，最後不再生成新細胞。同樣地，如果你已經拉小提琴很多年，改拉中提琴對大腦的幫助就比不上學吹伸縮長號。嘗試新事物，讓大腦時時受挑戰，常保年輕與健康。

2、善用空閒時間。等飛機、等火車或每天上下班通勤的時間可能無聊透頂。利用隨時可玩的認知訓練逆轉情勢，把乏味轉換成腦力。如果你在機場，拿張餐巾紙，用非慣用的那隻手寫字。如果你坐在車裡等著接小孩或另一半，可以下載應用程式玩個認知訓練遊戲（我最喜歡的是BrainHQ）。如果你在開車，可以自我挑戰，設法列舉某一類事物（比如不同類型的狗、花朵、知名藝術家等），以1分鐘為限，想越多越好。

3、多管齊下。即使是新挑戰，但只玩電腦智力遊戲或只玩填字遊戲，對認知功能的提升不如從事多樣化活動來得好。專家以運動為例：如果只用雙手舉重，雙腿不會變強壯，心血管系統功能也不會增強。

4、保持好奇心。刻意培養自己的好奇心，進一步探索我們這

個奇妙的世界。為了純粹的喜悅、對知識的熱愛，以及認知能力與健康，時時接觸新知。

大 腦 診 療 室

珍娜的故事
智力遊戲讓她不停轉動的大腦煥然一新

　　初見珍娜時，她飽受焦慮與失眠之苦。她說她的腦子轉個不停，想知道有沒有辦法讓它靜下來。當時55歲的珍娜是一家知名電子媒體的執行長，工作壓力極大。她父親因為肌萎縮性脊髓側索硬化症（amyotrophic lateral sclerosis，俗稱漸凍症）過世，因此她想要維護自己的神經系統。

　　珍娜的腦部掃描證實她的感受。她腦部某些區域過度活躍，掌管組織、空間定向、認知處理、注意力和程序性記憶（記住如何處理事情、完成任務的能力）的區域有大量 β 波活動。她的掃描結果告訴我，她的大腦需要訓練，需要加強注意力、記憶力和整體智力，以便鍛鍊她的認知處理能力。更重要的是，她需要立刻做點什麼來降低焦慮。

　　珍娜原本就喜歡填字遊戲，比起打字或文字輸入，她更喜歡動手寫。我建議她增加玩填字遊戲的時間，也開始玩單字連線，因為單字連線可以幫她增加字彙，提升理解力。我也鼓勵她動手做些可以讓腦子靜下來的事，比如素描、繪畫、編織或用非慣用的手寫字。由於她喜歡玩解謎遊戲，我建議她玩拼圖，我從個人經驗得知，拼圖可以讓最焦慮的腦子平靜下來。

　　跟我聊過之後，珍娜開始每天玩填字和單字連線遊戲，比較耗時間的拼圖則是留到週末。她玩了拼圖才發現，她的腦子真的可以放鬆。過去她從來不認為自己會喜歡拼圖，結果卻愛上這種遊戲。她從100片開始，慢慢挑戰500片和1000片，最後進階到3500片。

　　後來拼圖變成一種動態冥想，幫助珍娜將注意力集中在當下，腦子因此更平靜、更清明。她說玩拼圖的時候常會福至心靈，有些還沒具體思考過的問題突然冒出解決方法。珍娜熱愛房地產，在她看來拼圖就像舊屋翻新，讓她在展望更緊密、更完美的結構時，有個機會把每個東西都安排在最恰當的位置上。

　　珍娜玩健腦遊戲短短幾星期後，就覺得更有活力，做事更投入，專注力也提升了，字彙更是增加不少。更重

要的是，她比幾個月前更放鬆，睡得也更熟。健腦遊戲幫助她放鬆，減輕壓力，也改善了認知能力。

　　如今智力遊戲已經是珍娜生命中必要的一環。她說她總是期待下班回家玩新的拼圖，有時候一玩可以連續8小時渾然忘我。她在廚房放了一疊填字和單字連線遊戲，隨時隨地幫她找靈感，每天都做，搭飛機或睡不著的時候也可以打發時間。對她而言，這些遊戲為她帶來變化，受益的除了她的大腦，還有她的生活品質。

❤ 克莉絲汀的叮嚀 ❤

智力遊戲不只是鍛鍊大腦，也可以是紓解壓力的重要管道。想要讓健腦遊戲發揮最大功效，找個你覺得最具安撫效果又有挑戰性的遊戲，比如繪畫、解謎，或演奏樂器。

讓腦子更敏銳、更聰明、更健康的10種健腦活動

　　每個人都有某些認知能力想要或需要提升，可能是思緒清晰度、注意力、記憶力，或一般智力。以我來說，我經常想辦法

提升大腦的效率。我重視大腦的靈敏度和吸收資訊的速度。由於我愛讀書，因此我也訓練大腦提升閱讀時的記憶與理解。以下我針對10種不同認知目標，提供不同的腦力遊戲。選出你喜歡的，將你在認知方面的任何不足或需求變成你最大的心智能力。

1、如果你想提高智力……每天閱讀半小時。每個人都有3種智力：固定智力（累積的學問、知識和技能）、流動智力（推理與解決問題的能力），以及情緒智力（我們與他人相處或在社交情境中的反應）。專家表示，每天閱讀半小時，是同時增進這3種智力的最佳途徑，尤其是閱讀書籍之類的長篇敘述文字。，我相信你經常讀電子郵件、簡訊、社群媒體貼文，或工作備忘錄，但全心全意投入真正的故事裡至少30分鐘，能增加腦部各區域的活動，提升整體神經連結和白質神經纖維的健全度。[8]

2、如果你想增強記憶力……每天學會使用1個新單字。小時候我經常把父母的厚重字典從書架上扛下來，坐下來慢慢翻，學習新的單字。到現在我還繼續做這件事，只是不再需要扛沉甸甸的字典。我用Merriam-Webster電子字典應用程式的每日一字功能，每天學習一個新單字。比方說，今天我學的新字是parvenu

（暴發戶），指的是新近得到不曾有過的財富或權力、卻沒有相應底蘊的人。看見沒？多麼有趣！

學習新單字可以提升工作記憶。工作記憶是短期記憶的一部分，是我們的基本記憶力與整體智力的關鍵。9 由於工作記憶是一種有限的能力，學習新單字來擴大工作記憶，能增加我們的溝通技能，長久下來也能創造新方法來記住更多資訊。10

3、如果你只有3分鐘……玩電子版大腦訓練遊戲。我之所以喜歡BrainHQ和Lumosity這類電子版智力遊戲，是因為隨時隨地都能玩。我等朋友、等健身課開始，或跟馬克一起出門吃飯等他看菜單，就會拿出手機玩個小遊戲。

我最喜歡的大腦訓練遊戲應用程式是BrainHQ。這個程式相當巧妙，容易使用，也充滿娛樂性。曾有獨立科學家排名最受歡迎的大腦訓練遊戲，發現BrainHQ的認知訓練效果最佳。11 這個應用程式最大的特色是，你可以選擇你想提升的認知技能，不管是記憶力、方向感、空間定向能力、認知處理速度、智力、注意力或專注力。

4、如果你擔心失智症……學習新語言。你可能已經知道語言是演化賦予人類大腦最珍貴的禮物。一些有趣的研究顯示，學

習新語言可以讓失智症的發生延緩許多年。[12] 研究人員比較單語人士和雙語人士發現，即使單語人士通常教育程度比較高，他們發生失智症的時間多半比能說多種語言的人來得早。[13]

沒有時間精通新語言？沒關係。只要記幾個外國單字，不需要學會聽說讀寫，就足以預防認知退化。我父親是瑞典人，他的父母都出生在斯德哥爾摩，所以我喜歡記些新的瑞典單字和語詞，讓大腦保持靈活。

5、如果想讓大腦更善於調節壓力……當藝術家。不管你喜歡素描、繪畫、雕塑、攝影、編織、陶藝或其他藝術，藝術創作對認知能力的幫助跟一般的智力遊戲不同。比方說，研究顯示創作視覺藝術能增強腦部不同區域的功能性連結，讓我們在心理上更有抗壓能力。[14] 藝術家的左右腦灰質都比較多（不只是在掌管創造力的右腦），增強的神經連結讓他們更能應付複雜的狀況與危機。[15]

塗塗畫畫對認知也有類似好處，特別是反向描繪你正在畫的東西。聽起來或許很怪，但這麼做能進一步整合左右腦，讓你的心智更靈活、更敏捷。前國家橄欖球聯盟進攻護鋒艾德・懷特（見第六章）用慣用的手畫反向的素描，之後再用非慣用那隻手畫一遍正常版，多麼有創意又有挑戰性！

6、如果你想對抗老化相關的認知退化……當志工。大多數人不認為當志工是一種健腦活動,但它確實能強化大腦。研究顯示,慈善行為能預防甚至逆轉腦部某些區域因老化導致的萎縮,比如海馬迴。[16] 我祖母95歲過世,相當長壽,生前她在一家醫院當志工長達45年。我強烈認為這是她年老後仍然保持認知健康與敏銳度的原因。定期當志工還能減輕壓力、憂鬱和焦慮,[17] 並且提升整體幸福感,[18] 且以上各點都經過研究證實能對抗老化導致的心智退化。

7、如果你想製造新的腦細胞……喚醒你的詩人魂。不管是故事、詩、打油詩、情書、日記,或任何傳情達意的文字,文字創作能促進腦細胞生成,增加海馬迴的體積。根據研究,這是因為文字創作促使腦部持續想出單字,創造新概念。[19] 如果用手書寫,還能活化腦部不同區域,增進思考、語言和概念的產生。[20] 就算是在講座或會議等使用筆電比較方便的場合,如果我想記住某些內容,還是寧可動手寫下來。

8、如果想增強專注力和注意力……玩填字遊戲、拼圖,或數獨。這3種遊戲需要你把注意力集中在單字、圖片或數字上,才能順利解答。如果你經常玩,就能延長注意力。研究顯示,經

常玩填字遊戲或數獨的人，認知能力相當於比他們年輕10歲的人。[21] 某些認知訓練活動（比如電子版智力遊戲）通常有特定的時間限制，填字或數獨卻不然，所以你可以花幾小時專注地破解艱難的單字或數字謎題。我的未婚夫馬克剛送我一個不同品種狗兒圖案的複雜拼圖，我迫不及待想在接下來的週末完成它！

9、如果你希望思路更清晰……走不同路線去上班。只要你選擇不一樣的路線，即使只是在平時右轉的路口左轉，就能挑戰你的大腦，既能增加灰質，也能提升專注力、思考能力、記憶力和學習能力，這些都能讓你的大腦更清晰。關於這點，最明確的證據來自十多年前一項針對倫敦計程車司機所做的研究。研究人員將受試者的腦部狀況拿來跟年齡、教育程度和智力相當的其他行業人士做比較，發現這些運將的海馬迴明顯大得多，因為他們每天循不同路線在倫敦2萬5千條街道穿梭。[22] 根據這個研究，運將入行越久，海馬迴越大。

選擇比較少走的路線之所以讓大腦更清晰，還有另一個原因：途中你會比較注意路況。每回走新路線，就必須注意陌生環境，於是你的注意力就鎖定在當下這個時刻和你正在做的事。

我經常走不同路線，利用Waze駕駛應用程式尋找住家附近的新路線，選項之多會令你震驚。由於經常換路線，我也找到很

不錯的餐廳、公園、遛狗的地方，或其他在地特色地點，因此更欣賞也更喜歡自己居住和工作的地方。

10、如果你只是想要每天挑戰大腦，不考慮喜不喜歡、身在何處，或有沒有可用之物……嘗試新事物。很多智力遊戲都有個共同目標，那就是學習新事物。即使我剛才沒有詳細討論你偏好的學習方法，只要能學到新技能或新知識，比如聽TED演講、學做新料理、上高爾夫球課，或看你完全不了解的影片，都能刺激你的大腦，提升認知能力與表現。

我喜歡聽《美國醫學會期刊》（*Journal of the American Medical Association*）的podcast發表的神經科學新研究，或《紐約時報》（*New York Times*）的podcast《每日新聞》（*The Daily*），聽聽當天的新聞提要。找到你喜歡的方向，用心去做，為自己打造更健康的心理和更聰明健康的大腦。

大腦診療室

國家橄欖球聯盟實例
改變運動員打球與思考模式的神祕健腦遊戲

強・文森（Jon Vincent）過去是辛辛那提大學橄欖

球隊的長開球手，進球隊第一年就接觸到神經視覺訓練（neurovisual training），並感到十分驚豔，後來竟然決定轉換跑道，改修神經學，畢業後進入神經視覺產業。我和他是在洛杉磯一個青少年曲棍球訓練營認識，當時他和神經科及眼科醫生搭配，傳授學員一種中學教練沒辦法教他們的腦部訓練。

神經視覺訓練究竟是什麼？它是利用模擬裝置、電腦螢幕和虛擬實境眼鏡，訓練運動員的眼球運動與整體視覺技能。這種訓練運用電腦程式和遊戲，挑戰運動員處理與合併複雜動作的能力，同時提升他們覺察並回應瞬間動態的能力。對於優秀的運動員而言，這些都是重要功能。這種獨特的眼部訓練也能強化眼部的運動肌肉，避免眼睛過勞、頭痛、視力模糊和複視等問題。

不過，神經視覺訓練的功用不只是增強視力。這種訓練對「神經」部分也一樣重要，能夠讓大腦密集運作，強化眼睛與腦部之間的重要路徑，加快處理視覺信號的速度。研究顯示，神經視覺訓練能夠提升注意力、工作記憶、視覺信號與處理速度。[23] 基於這些原因，世界各地的復健科都使用神經視覺訓練，加速創傷性

腦損傷患者復元。

　　目前美國各大學和職業運動團隊也經常使用神經視覺訓練，強化運動員的邊緣視覺、動態視力、深度知覺、手眼協調、決策力與專注力。透過神經視覺訓練，如今教練都明白，無論運動員體格多健壯、速度多敏捷，他們能跑多快多遠，都取決於大腦。辛辛那提大學10年前開始採用神經視覺訓練至今，運動員的腦震盪發生率難以置信地降低80%。這是因為這種訓練能增進運動員的狀況覺察能力。

　　強進辛辛那提大學以後，在賽季前那6星期，每星期要跟隊友一起接受2小時的神經視覺訓練。賽季開始後，每星期只需要做30分鐘維持成果。從這個角度看來，神經視覺訓練跟肌力和體能訓練沒有差別，只是運動員練的不是身體，而是腦。

　　對強來說，神經視覺訓練是他在大學校隊表現出色的關鍵。身為長開球手，他必須努力跑贏體重110公斤、奮不顧身從四方八面攔截他的後衛。接受神經視覺訓練以前，他在球場上碰踢時，經常遭到出其不意的攻擊。受過訓練之後，即使對手還沒出現，他的邊緣視覺就已經覺察到威脅，並且迅速反應，有效避免遭到擒抱

終結球賽。

　　至今強仍然持續做神經視覺訓練。他說這種訓練
讓他思考更清晰，決策效率更高，更能處理快速移動的
信號。此外，他更容易專注，很少被無謂的念頭困住。

❤ 克莉絲汀的叮嚀 ❤

大學、職業運動團隊和復健科使用的神經視覺訓練系
統價格不菲。不過，我接觸到這種訓練的時候，市面上
已經有許多家用版本，價格比專業版更親民，也更容易
取得。想要選購神經視覺訓練套組，可以找代售這種產
品的眼科醫師，或請你的醫生推薦。

Chapter 10
立即生理攻略你的腦

測量不到的現象無從改變。

這句話是我們在亞曼診所的金科玉律。試想：如果不知道自己身體有沒有問題，不知道問題是輕微或嚴重 —— 或者相反地，不知道哪些方面功能良好，而且不該搞壞它們 —— 那麼若是想提升腦部功能，該從何處著手呢？

想要迅速了解自己的健康狀況，不需要花大錢做複雜、侵入性的檢查。如果你來到我的門診，不管你是一般人或職業橄欖球員，我的第一個建議都是血液常規檢查。

血液常規檢查（例如基層醫療人員送驗的年度健檢樣本）可以查出潛在新陳代謝問題、荷爾蒙失衡，或營養素不足等異常。這些方面有點異常都算常見，比方說我的甲狀腺激素和維生素D都不足，都是做血液常規檢查發現的。這是因為新陳代謝、荷爾蒙和營養素的異常通常沒有症狀，很少有急性表現，卻會引發不

明的後遺症，比如疲倦、體重增加和情緒低落。

血液常規檢查能讓你和你的醫生知道，你的身體是不是有某些潛在失衡，正在默默侵蝕你的健康。做血液檢查雖然一點也不難，還是有些步驟需要注意。

醫生該多久為病人安排一次血液檢查，目前並沒有普遍通行的標準，所以你不能依賴醫生主動提醒。醫界也沒有一體適用的標準檢驗項目，每個人該做哪些項目，通常由醫生決定。不過，除非你走進診所就能對醫生說出一長串症狀，否則醫生多半不會幫你安排甲狀腺功能、荷爾蒙和C反應蛋白（C-reactive protein）檢查。倒不是說醫生們覺得這些檢查不重要，只是除非病人要求，否則很多醫生不會主動安排額外的檢查。

那麼你要做的第一件事，就是跟你的醫生預約，請他安排特殊血液檢查。這是正常又普遍的做法。當然，醫生沒開口，你卻主動要求醫生幫你做檢查，聽起來讓人膽怯。但別忘了，這牽涉到的是你的腦、你的身體和你的健康。

根據我的經驗，醫生通常樂見病人主動關心自己的健康，也願意配合患者的個人考量，尤其如果這些考量是預防措施。這有別於病人跑來要求開藥或快速治療某種疾病，而那種疾病其實需要改變生活習慣才能徹底解決。

血液常規檢查的另一個要注意事項：向醫療院所索取檢查

報告，方便你自己解讀，或必要時詢問另一位醫生的見解，順便保留一份醫療紀錄。很多血液檢查都設定了相當寬廣的可接受結果，就算情況不是最佳，也能標示為「正常」。例如男性睪固酮的「正常值」是270到1070 ng/dL。如果你的檢查結果是275 ng/dL，或許算是「正常」，卻並不理想。在這種情況下，你的身體是在次好的狀態下運作，而你的家庭醫師可能沒有發現，這時受過個人保健訓練的醫生可能比較有幫助。

健腦小訣竅

血液常規檢查的5點須知

1、**沒錯，你可以要求醫生安排驗血。**為了確保最佳健康狀態，要求你的醫生幫你安排特殊血液檢查，以便排除任何不足與失衡問題，一點也不奇怪。別害怕，鼓起勇氣。

2、**事先探詢相關細節。**不要等到事後才被醫療保險公司的帳單嚇到。事先向醫生詢問，或直接打電話找保險公司，弄清楚你的保險給付哪些檢查項目。

3、**避免自己動手操作。**在美國某些州你可以上網

預約血液檢查，但我不建議這麼做。首先，你得自己掏腰包付費，其次，你還得靠電腦分析自行判讀結果，而這些數據並沒有經過專業人員的解讀。如果你的家庭醫師拒絕幫你安排，那就換個醫生。

4、抽血時間安排在早晨進食之前。很多檢驗需要空腹進行，也就是檢查前12小時禁食或禁水。事先問醫生哪些檢驗需要空腹，屆時務必遵守。

5、**追求理想，而非正常。**向你的醫生表明你希望維持最佳健康狀態，想要知道哪些檢查結果雖然屬於正常範圍，卻可能不太理想。索取一份檢查報告，方便你自行評估結果，必要時也可以向其他醫生請教。

健 腦 小 訣 竅

檢查前的策略：有助於生理攻略大腦的8種血液檢查

1、**綜合代謝檢查**：這些是最基本的檢驗，比如血糖、電解質，以及其他能呈現體液平衡與血液過濾功能

的化合物。

　　理由：高血糖會毒害腦部、干擾認知功能，大幅增加阿茲海默症與其他疾病的風險。這個檢驗也能看出你體內電解質是不是足夠維持體液平衡、促進腦部血液循環及其他生理與認知功能。

　　務必指定：除非特別指定要做綜合代謝檢查，否則很多醫生只會安排基本代謝檢查。綜合代謝檢查也包括某些血液蛋白，可以判定腎臟與肝臟功能。

　　2、空腹血糖：從名稱不難看出，這種檢查特別檢驗空腹8小時後的血糖值。

　　理由：綜合代謝檢查會檢驗血糖，而且是在空腹8到12小時後的數值。如果你做的檢驗不是這樣，那就另外指定做這個項目，看看有沒有糖尿病或糖尿病前期症狀。這個檢驗對維護腦部健康至關緊要，因為高血糖與胰島素阻抗會增加罹患阿茲海默症的風險。阿茲海默症又稱第三型糖尿病。

3、糖化血色素檢驗：糖化血色素檢驗（Hemoglobin
A1C）測量有多少血糖與紅血球結合，也能顯示過去3個
月的血糖平均值。

理由：糖化血色素檢驗能讓醫生判斷有沒有糖尿
病或糖尿病前期徵兆，也有助於開立糖尿病處方用藥。
我建議常做糖尿病或糖尿病前期的檢查，因為這2種疾
病都非常普遍，卻經常沒有被診斷出來。美國有3千萬
人患有糖尿病，其中1/4的人不知情，糖尿病前期的人數
則有8千4百萬人，其中90%都不自知。[1]

基於這個原因，美國疾病管制與預防中心建議，45
歲以上的人應該接受糖化血色素檢驗，而45歲以下體
重過重、沒有規律運動，或有其他糖尿病高危險因子的
人也有必要接受檢查。由於大多數美國人都過重又不愛
運動，所以幾乎每個人都需要做這個檢驗。[2]

4、血脂檢查：血脂是脂肪或膽固醇之類的物質，
不溶於水。血脂檢查特別檢測膽固醇數值，包括總膽固
醇、三酸甘油脂、高密度脂蛋白膽固醇（HDL-C，健康）

和低密度脂蛋白膽固醇（LDL-C，不健康）。

理由：三酸甘油脂、低密度脂蛋白膽固醇和總膽固醇過高，可能導致血管阻塞，血液無法流向腦部，切斷氧氣與營養素的輸送。

低密度脂蛋白膽固醇過高也可能造成阿茲海默症惡化，[3] 而血液中的三酸甘油脂含量太高則會損害記憶力與執行功能。[4] 好消息是，研究顯示高密度脂蛋白膽固醇含量較高，可以預防阿茲海默症和其他神經退化疾病。[5]

5、C反應性蛋白檢查：身體對抗發炎症狀時，肝臟就會製造C反應蛋白。這種檢查測量血液中的C反應蛋白含量，能讓醫生知道你的體內是不是有過度的發炎反應。

理由：炎症會損害認知功能，幾乎所有疾病的風險也會因此增加。C反應蛋白檢驗也能查出類風濕性關節炎等慢性炎症。

務必指定：選擇高敏感性C反應蛋白檢查。這種檢

查比一般的C反應蛋白檢查或血脂檢查更能有效發現
心臟病風險。[6]

6、維生素D檢查：醫界近來發現這種檢查對大多
數病人非常重要。正如名稱所說，這種檢查檢驗血液中
的維生素D含量是否足夠。

理由：維生素D不足會導致炎症急遽上升，損害認
知功能，造成認知障礙，更別提體重增加，以及糖尿病
與癌症風險。

有關維生素D的最新研究顯示，維生素D還能刺激
免疫系統清除類澱粉蛋白斑塊，這種物質可能導致失
智症與阿茲海默症。

另外，研究也發現維生素D能夠調節情緒，數值過
低可能導致憂鬱。雖然維生素D好處這麼多，美國卻有
95%的人每日攝取量沒有達到標準。

7、荷爾蒙檢查：荷爾蒙檢查項目男女有別，但都
能檢測出身體是否有製造足夠的性荷爾蒙。女性荷爾

蒙檢查包括雌激素、黃體素、濾泡刺激激素（follicle-stimulating hormone，簡稱FSH），以及睪固酮／脫氫異雄固酮（dehydroepiandrosterone，簡稱DHEA，一種類固醇激素，幫助製造睪固酮與雌激素）。男性荷爾蒙檢查標準項目則有睪固酮、雌二醇（estradiol，是男性體內的雌激素），以及脫氫異雄固酮。

　　理由：很多生活習慣都會影響體內荷爾蒙的濃度，比如飲食、體能活動、睡眠模式、處方藥物的使用，以及接觸食物與環境中的毒素多寡。荷爾蒙失衡會對腦部造成嚴重傷害，誘發炎症、壓力與細胞損傷，還會對記憶、執行功能與情緒產生不良影響。荷爾蒙失衡也是疲倦、發胖、睡眠干擾、性功能障礙和情緒失調等問題的主要原因。

　　8、甲狀腺檢查：這項檢驗越來越重要，因為醫界發現甲狀腺激素對整體健康影響多麼大，卻有那麼多人（主要是女性）的甲狀腺激素失衡。這個檢驗測量甲狀腺功能與各種甲狀腺激素是否正常。甲狀腺激素包

括三碘甲狀腺素（triiodothyronine，簡稱T3）、四碘甲狀腺素（thyroxine，簡稱T4）與甲狀腺刺激素（thyroid-stimulating hormone，簡稱TSH）。

　　理由：任何一種甲狀腺激素數值太低，都可能損害記憶力與執行功能。注意力可能無法集中，憂鬱與情緒失調的風險也會升高。甲狀腺功能低下，也就是甲狀腺激素不足，可能導致發胖、疲倦、肌肉關節疼痛和其他許多不適症狀。相反地，甲狀腺功能亢進，也就是甲狀腺激素數值過高，可能導致體重減輕、心跳過快、多汗與易怒。

　　務必指定：告訴你的醫生你要做的是完整的甲狀腺檢查，不只是檢驗甲狀腺刺激素。甲狀腺刺激素檢驗有時會納入標準荷爾蒙檢查。

　　原因：就算你的甲狀腺刺激素數值正常，三碘甲狀腺素和四碘甲狀腺素仍然可能不足。

大 腦 診 療 室

消防隊長肯恩的故事
血液檢查幫他對抗成癮問題，順便來個腦部大整修

　　肯恩隊長59歲，我們初見面時，他已經在消防隊服務37年。由於我父親也曾經是消防隊員，我特別關心肯恩的腦部與身體數十年來面對職場環境與危險所承受的傷害。

　　消防工作者成癮問題相當普遍，所以當肯恩隊長告訴我他正在努力克服自己的強迫行為，我一點也不驚訝。他來找我是想進一步了解大腦，希望能對抗成癮問題。當時他還有暈眩、疲倦、協調性與平衡感欠佳等問題，體重也比剛進消防隊時增加不少。後來他還被診斷出患有廣泛性焦慮症，也開始出現短期記憶喪失的問題。肯恩隊長大半輩子都冒著生命危險救人，這些症狀像一記警鐘，提醒他該採取自救行動。

　　我給他的第一個建議是做一套基本檢查。檢驗結果很驚人。他的身體質量指數是35，臨床上判定為肥胖症。另外，他的血糖、血壓、膽固醇和三酸甘油脂都太高，維生素D卻太低。檢驗結果也顯示他甲狀腺功能低

下，也就是他的身體沒有分泌足夠的甲狀腺激素，這正是他疲倦與發胖的原因。

由於他過重又經常感到疲倦，我也安排他做睡眠測試，發現他有睡眠呼吸中止症，需要使用持續正壓通氣呼吸器治療。看過他做的飲食紀錄後，我們發現他遇到壓力就暴飲暴食，大吃速食、糖和汽水，通常會吃到上床就寢為止。

在此同時，肯恩隊長住進治療中心治療賭癮問題。在他接受心理治療的同時，我們也著手處理他的神經症狀。他的檢驗結果顯示必須立即調整飲食，否則體重、膽固醇、三酸甘油脂和血壓會持續惡化。我的目標是讓他減少肉類的攝取。真想吃肉的時候，就選擇有機或草飼肉品，同時用以植物為主的原型食物取代加工的垃圾食物。

調整飲食的同時，肯恩隊長也開始規律運動，最後加入為期9週的慢跑營，在63歲生日前完成第一趟5公里長跑。他也買了個計步器，打算每天至少走6千步，也經常走到1萬步。最後，在持續正壓通氣呼吸器的協助下，他每晚平均可以睡足7.5小時，這個數據是他用Garmin手錶測出來的。

最近肯恩隊長又做了另一次血液檢查，結果顯示他付出的努力和毅力都收到成效。他的體重從180公斤減到100公斤，減重過程中除了甲狀腺藥物，沒有使用β受體阻斷劑（beta-blocker）、血管張力素轉化酶抑制劑（ACE inhibitor），或史他汀類藥物（statin）等處方藥物。另外，他的血糖、血壓、膽固醇和三酸甘油脂也都回到正常範圍。

如今他的體重已經穩定，不再需要正壓通氣呼吸器。雖然他還在努力讓身體質量指數回到正常值，卻比以前更有能力應付任何突發狀況，也有不少策略幫助他維持辛苦得來的成果。現在他更有能力掌控生命，也更強壯、更快樂、更健康。

❤ 克莉絲汀的叮嚀 ❤

血液常規檢查也許會是激勵你追求健康、扭轉生命的動力。對於肯恩隊長與其他很多人，它提供一系列奮鬥基準點。看著檢驗數據回到正常範圍，就跟看著體重計的數字節節下降一樣，不只獲益良多，也能翻轉人生。

觀念補給站

這種檢驗能拯救大腦?

聽力檢查可以說是評估腦部狀況最重要的檢驗。根據《紐約時報》報導,「聽力喪失是失智症最主要的可改變危險因子,超越抽菸、高血糖、缺乏運動和社交孤立。」,即使被判定為「正常」的輕度聽力喪失,都可能會降低大腦功能,以致無法清晰思考、保持理性和記住細節。[8]

我們如果聽得不夠清楚,大腦就會被迫更努力運作,其他更重要的功能因此受阻。聽力問題也會讓人與社會隔絕,增加失智症的危險。聽力喪失未能及時治療,5年內罹患失智症的機率會增加50%,同樣的時間內發生憂鬱症的機率則是增加40%。[9]

好消息:聽力檢查一點也不難。向家庭醫師詢問,也許他能介紹聽力專家。如果已經有聽力喪失的問題,不妨考慮使用助聽器。有些人不喜歡助聽器的外觀、配戴時的感覺,或傳送的聲音。但戴與不戴之間的差別,一邊是功能正常的大腦,另一邊卻是認知退化和失智

症。另外，在演唱會或建築工地等吵鬧的環境，最好使用耳塞或降噪耳機來避免聽力喪失，使用耳機聽音樂或podcast時最好降低音量。

起手式：將目標變成行動的4種方法

很多人一開始懷抱美好的目標與志向：想要改變大腦，覺得刻不容緩，於是立刻決心調整飲食習慣，每天運動，每晚睡足8小時，每天早晨冥想，下班後上瑜伽課，減掉身上累積多年的肥肉。

想要自我改造來提升認知能力與表現，以上的企圖心與積極性有其必要。只是，想要長久維持這些變革，就需要外力協助。否則，想要撐得夠久，足以對生理、心理與認知健康產生影響，勝算不高。

新的生活習慣是不是能養成，跟決心或自律關係不大。根據研究，99%的飲食法沒有效果，大多數人在短短幾個月，甚至幾星期就復胖。[10] 無獨有偶地，訂定新年展望的人之中，只有8%能夠真正實現。[11] 才8%！

如果光靠決心和自律不管用，那麼我們該如何堅持新習慣？

以下4個方法能將你的目標變成事實，新習慣也不再是恆久的努力，而是你生活中輕鬆又可喜的一部分。

1、小處著手

研究顯示，比起一開始就企圖大幅翻轉飲食、運動、睡眠等習慣，設定漸進式務實目標的人更有機會達標。[12]

舉例來說，如果我們早餐吃甜穀片或貝果，午餐喜歡三明治或墨西哥捲餅，晚餐則叫披薩或外賣，期間搭配咖啡、運動飲料或酒類，想要一口氣把加工食品、咖啡因、酒和含糖飲料換成海鮮、豆科植物、水果和蔬菜，勢必有點難度。我們可能會覺得口腹之欲得不到滿足，對食物充滿渴求。這雖然不難克服，但我們不會有足夠的時間和經歷來發展出能產生滿足感的飲食習慣，取代過去吃慣了的不健康食物。

因此，與其驟然放棄舊有的飲食習慣，不如先去除大多數加工食品，再慢慢全部拋開。接下來可以減少每天的咖啡因攝取量，先減到每天1杯，最後每天半杯。等加工食品和超量咖啡因都得到穩定控制，就可以慢慢減少酒類的攝取，順便刪除飲食中多餘的糖分。

另一項考量：或許你不願意一口氣改變飲食、運動、補

水、睡眠模式、壓力控制和營養素補充的方式。我在輔導病患的過程中學到，有些人喜歡立刻同時執行多種調整，卻也有人覺得一次改變2種習慣叫人難以負荷。

不管你屬於哪一種類型，我都鼓勵你每星期只改變1種習慣。等到下一個星期，你可以維持上星期的調整，同時繼續採行另一個新習慣。等到10星期過去，你可能會發現自己已經做了10種有意義的小改變，而這10種改變加總起來，可能對腦部與身體健康有顯著效益。

2、追蹤記錄

監控你每天攝取多少熱量、走多少步、喝幾公升水、睡幾小時，這麼一來你可能會想看到更健康的數字，目標因此更容易達成。透過應用程式或穿戴裝置追蹤這些數據，也能得到立即回饋，方便及時微調。有時候追蹤也能讓你跟朋友或網路社群同好分享你的數據，讓你得到更多支持、激勵與啟發。

基於這些原因，研究顯示追蹤生活習慣的人，比不做自我監控的人更容易達到健康目標。[13] 比方說，每天記錄熱量攝取的人，減重成效勝過不記錄的人。[14] 而追蹤自己體能活動的人，比不追蹤的人更常上健身房，而且真的樂在其中。[15]

我在門診會建議新患者至少追蹤新的健康習慣12星期。3個月的時間就能看出可能發展出的模式，如果有哪些新習慣效果不佳，也可以適時調整。比方說，如果你追蹤自己攝取的熱量，也許會發現你吃的比想像中多，因為你邊做飯邊吃東西。有個辦法可以解決這個問題，那就是規定自己做飯時不吃零食，或請另一半做1星期飯，看看每週的熱量攝取有沒有變化。

我會追蹤自己的健康的每個面向，包括我在底下列舉的6個數值。這麼一來我就能立即做調整，預防健康狀況脫離常軌，或者及時矯正。舉例來說，最近我透過熱量攝取紀錄發現糖分攝取太多。我在全食超市（Whole Foods）買了一大堆芒果乾，這種東西雖然相當健康，但如我們所知，水果乾含有大量糖分和熱量。偶爾吃一點沒什麼問題，但我發現我下班後一路吃著回到家，攝取了幾百卡熱量和幾十克的糖。直到我改掉這個習慣，血糖才穩定下來，活力也充沛許多，再去採買食物就謹慎得多。

你該監控哪些習慣？答案一部分取決於你的目標，但我會從追蹤以下6種數值開始。總之，如果你像魚一樣喝水，就不需要追蹤飲水量。或者如果你每天做瑜伽掌控壓力，就不需要追蹤冥想時間。都由你決定，我保證你追蹤得越勤，成功率越高。

1、體重。要讓腦部發揮最大的能力與表現，最好的方法之

一就是保持最健康的體重。但什麼樣的體重才叫健康？有個決定健康體重的最佳標準，就是身體質量指數（BMI）。有些健身教練認為體脂率才是更準確的指標，但美國疾病管制與預防中心和其他專家卻說，BMI將體重列入考量，所以更能呈現身體健康風險。[16] 不過，如果有專業人員幫你計算體脂率，你不妨用這個數字做為訂定目標體重的基礎。

反之，你可以利用網路上的BMI計算程式，輸入身高體重，就能測出BMI值。我建議使用美國國家衛生研究院的計算程式：https://www.nhlbi.nih.gov/health/educational/lose_wt/BMI/bmicalc.htm。

BMI大於30，代表可能有肥胖症，最好找醫生檢查，或請專業醫療人員規劃針對性減重計畫。BMI在25到29.9之間代表過重，需要減肥。採用我的健腦飲食，搭配低熱量飲食（參考下一項「熱量」建議），就能達到目標。

如果你的BMI在18.5到24.9之間，那你的體重在健康範圍內。恭喜你！BMI低於18.5，代表你體重可能太輕，需要找醫師討論一下，確認你攝取的營養足以供應身體與腦部所需。

一旦算出你的BMI值，知道該減重或保持現狀，我建議養成每天量體重的習慣，看看自己是否離目標越來越遠，或狀況良好。每天的體重可能有增有減，養成量體重的習慣，方便微調

熱量的攝取與運動量。這能避免多出來那1.5公斤一不小心變成15公斤。等我們年歲漸增，新陳代謝變慢，這樣的情況就會很常見。定期量體重的另一個好處是，能讓我們發現有沒有飲食和運動之外的其他原因導致發胖，比如正在服用的藥物、睡得太少或壓力失控，這些都會讓體重降不下來。

基於上述原因，研究發現，沒有每天量體重的人不管採用哪種飲食法，運動多麼勤快，減重的效果都比不上每天量體重的人。[17] 為了方便比較，每天固定時間量體重，最好是早晨剛起床時。

2、熱量。在你追蹤的各種數值之中，這可能是最長知識、也最能改變人生的一種。大多數人不知道自己每天攝取多少熱量，一旦他們開始記錄，會震驚地發現，以身高體重來說，自己攝取的熱量實在多出太多。就算吃的主要是蛋白質和脂肪，沒有碳水化合物，只要熱量過多，還是會發胖。

開始記錄以前，我們得先知道自己每天需要多少熱量來維持體重，長保健康。大多數計算熱量的應用程式都包含熱量計算器，能夠根據年齡、性別、身高、體重和運動量算出每天的能量需求。如果你偏好的熱量追蹤程式沒有這樣的計算功能，上網也能輕鬆找到。但有個前提是：除非你活動量超大，否則我建議你

在體能活動欄位填入「不動」或「少量」，因為大多數人都高估了運動所能消耗的熱量。

下一步，如果你還沒這麼做，就找一個能記錄你吃或喝的每一樣東西、算出你每天攝取多少熱量的應用程式，FitBit、Lose It!和MyFitnessPal都是很熱門的選項。切記輸入你吃或喝的所有東西，不論大口小口，即使只是在最愛的果汁吧試喝一小杯奶昔，或做三明治時舔掉刮刀上的花生醬。這些零星熱量（尤其是高熱量食物）會迅速累積出驚人數字。使用計算器核算你每天攝取多少熱量，依照你的BMI和每日熱量目標來決定需不需要少吃一點，以便維持體重或減重。

3、運動。不管做任何事，寫日誌都能幫你堅持下去，尤其是運動。記錄每天的運動量，能讓你為自己的健康負起責任。當你親眼看到自己每天、每星期在進步，會體驗到極大的滿足感。因此，研究顯示記錄運動量的人增加的活動量，比不做紀錄的人多得多。[18]

你可以把每天的運動量寫在掛曆或舊式日記本上。如果你覺得寫下每天的成績比在應用程式上輸入數字更有成就感，也想要更輕易看見自己的進步，寫下來確實能帶來更多滿足感。

另外，也有不少人使用FitBit之類的健身應用程式或穿戴裝

置,得到顯著成效。應用程式的優點是,它跟很多手機內建的計步器一樣,能夠記錄你所有的活動,激勵你更積極運動,不管是傳統的健身方式,或只是多走路。有些應用程式(比如Strava和FitBit)跟裝置搭配使用,也能讓你跟朋友、健身教練或網路健身群組分享你的健身數據,帶來更多支持,更充滿幹勁,也更願意自我要求。最後,某些應用程式(比如FitBit)可以同步追蹤體重、熱量、水分、睡眠和體能活動,方便整合各方面的自我監控。

我個人只愛iPhone的應用程式Stepz,它能追蹤每天走多少步、總里程數和消耗的熱量。這個應用程式會鼓勵使用者每天努力走到1萬步(一般認為日行萬步保健康),如果你達到目標就會恭喜你,或閃現不同顏色激勵你多走路(橙色代表離目標不遠,紅色代表繼續努力)。

在下載Stepz以前,我不知道自己每天除了固定的運動之外,還做了多少體能活動。如果你每天運動,又何必在意走幾步路?研究顯示,健身運動沒辦法抵消久坐帶來的所有害處,另外,在健身房外也活動量十足的人,往往才是最健康的一群。[19] 我走路的步數增加以後,覺得更有活力,腦子也更清晰,一整天都輕盈敏捷。

4、水分。網路上有數不清的低價或免費應用程式,可以根

據你的身高、體重和性別計算每天的水分需求量,而後讓你輸入每天攝取的水分,幫助你達成目標。其中有些應用程式會提醒你什麼時候該喝水,而Waterlogged之類的程式還能讓你設定杯子或水壺的容量,方便統計你的飲水量。有個叫Plant Nanny的程式相當聰明,螢幕上有一朵動畫花朵,你水喝得越多,花就開得越大。你喜歡的話,還可以採用美國國家醫學院建議的標準,男性每天喝3.7公升,女性2.7公升,然後動手在補水日誌寫下每天喝多少水。

幾年前我還沒追蹤每天飲水量,無從知道自己每天喝的水有多麼少。記錄每日飲水量的過程讓我恍然大悟又心驚,因為我喝的水遠遠不足以讓我擁有水分充足又健康的腦子。那時我才開始隨身攜帶1公升容量的水壺,裡面裝著過濾的淨水,每天都要喝掉3瓶。到了現在,如果我沒有記錄飲水量,或沒有用水壺計算,喝的水還是可能無法達標。

5、睡眠。大多數人會高估自己的睡眠時間。不過,如果你追蹤睡眠,就會得到精確的數據,從而判斷你需不需要改變作息來增進腦部的健康與功能。

追蹤睡眠時間也能幫你辨識哪些身體症狀是睡眠品質不良所致。白天倦怠、腦霧、記憶力變差、食欲大增、體重增加、提不

起勁、焦慮和憂鬱等問題的原因或許很多，但腦和身體真正需要的，可能只是8小時的好眠。

手機應用程式和穿戴裝置都有睡眠追蹤器，可以評估睡眠質量，以及你有多少時間處於深睡期或快速動眼期（又稱做夢狀態）。有些甚至可以設定鬧鐘，在非深睡期叫醒你，這能避免昏沉，你也更容易清醒。比較受歡迎的有FitBit Versa穿戴裝置，或我偏愛的平價應用程式SleepScore。

別忘了，睡眠追蹤器沒辦法診斷睡眠呼吸中止症。如果懷疑自己可能有這方面的問題，立刻找家庭醫生檢查。

6、冥想。如果選擇用冥想紓壓（參考第七章，了解冥想為什麼能抗壓），有不少應用程式或穿戴裝置可以讓人追蹤進步情況、引導冥想，甚至了解大腦內部的狀況。

Mindfulness App和Sattva等應用程式除了提供冥想引導，還能記錄冥想的次數與頻率。這能加強你的自我要求，也方便你找出練習冥想後所發生的改變，比如如果某幾個星期你更常冥想，上班期間是不是覺得壓力減少，工作更專注。

類似Muse這種穿戴式冥想感應器將應用程式的概念發揚光大，讓它的數據追蹤功能增強10倍。我喜歡Muse，因為它可以即時顯示冥想時大腦內部的狀態。Muse可以監控你的腦波，如

果你需要讓念頭平靜下來，就會用暴風雨步步進逼的音效提醒你。當你的大腦完全放鬆，則換成和煦的天氣與悅耳的鳥鳴。這個裝置也能跟手機配對，方便你追蹤進步情況和認知數據，幫助你保持專注、積極，並且規律冥想。

市面上的冥想感應器不只Muse一款，我之所以推薦它，是因為它以神經科學的基本原理為依據。不過請注意，冥想感應裝置售價不菲，基本款要價約200美元。

3、找個教練或相互督促的同伴

根據研究，生命中如果有個人能夠督促你邁向目標，你的成功率會增加65%。如果你能定期跟那個人見面，成功率甚至可以提升到95%。[20] 相互督促的同伴可以是另一半、好友、同事，或私人健身教練、營養師、治療師與認知輔導員等受過訓練的專業人員。跟督促你的同伴確認進度也不需要花費太多時間與精力，可以是短短5分鐘的電話，分享你邁向目標過程中的追蹤數據。我的患者之所以能夠達成健康目標，原因之一是他們覺得我隨時隨地都在指導他們，為他們加油打氣，不只幫助他們找到通往健康大腦的正確途徑，還在沿途給他們支持與鼓勵。

觀 念 補 給 站

為什麼需要追蹤血壓？

　　根據美國疾病管制與預防中心估計，全美大約有1千1百萬人患有高血壓而不自知。[21]高血壓通常沒有明顯症狀，所以經常被稱為「沉默的殺手」。如果血壓太高，血管壁承受的壓力太大，會損及動脈，血液無法送達腦部，更別提身體其他部位，心臟也會負荷過重。

　　下載SmartBP或Cardio Journal等免費應用程式掌控你的血壓，這些應用程式可以監測血壓值，讓你知道什麼時候該去看醫生。你也可以使用臂環或腕錶等穿戴裝置，這些商品需要花點錢，卻比較準確。我使用歐姆龍（Omron）的臂帶，每天追蹤血壓和心跳。這個裝置也能儲存先前的數據，方便我比對結果。如果血壓不正常，或懷疑自己有這方面的問題，別遲疑，馬上找醫生檢查。同樣地，如果已經有高血壓，就得配合醫生的指示治療與監控。

4、盡情享受

　　為自己創造有益健康的行為動機。比方說，如果減重5公斤、連續2個月每天冥想，或成功戒掉咖啡或酒，就請人配送1個月的有機水果和蔬菜，或出門度個身心放鬆的假期。找出最喜歡的健身運動，熱情投入，跟朋友約定一起達成某個健康目標，每天一起去散步，或做任何讓自己開心的健身運動。在這個過程中只要記住：你已經踏上美好的旅程，致力變成你能力所及最聰明、最健康、最快樂的人，這段旅程的每一步都值得讚揚。

大腦診療室

國家橄欖球聯盟實例
這位偉大的橄欖球運動員如何在命運劇本畫上希望的星星

　　我在第六章聊過前明尼蘇達維京人隊的進攻護鋒艾德・懷特，當時提到他62歲時如何戒掉咖啡，改變大腦。但我之所以喜歡艾德的故事，還有另一個原因。他不久前想出一種追蹤健康習慣的有效方法，徹底翻轉健康狀態，在逆境中找到希望。

　　2年前艾德被診斷出阿茲海默症。這件事改變了他

的生命，卻沒有讓他喪氣。他沒有向疾病屈服，決定把它當成在球場上遭遇的另一次威脅，重拾他來我門診那段時間所學習到的高成效健康習慣。如今他的認知功能雖然不是在最佳狀態，但他仍然希望大腦隨時發揮最大功能。

艾德從1年前開始追蹤5個健康數值：體重、熱量攝取、睡眠、日行步數和間歇性斷食的時間，把結果寫在日記本裡。每一天結束前，他會為自己的每個數值打分數，覺得達到目標就畫個星號。就算沒有達到目標，也不會有打擊士氣的懲罰。到了月底，他會統計自己得到5顆星的日子總共有幾天。下個月以這個為基準，努力保持或超越。

艾德給自己星號時十分寬厚，體重減輕給1顆星，持平也給1顆。他使用MyFitnessPal記錄自己的熱量攝取，只要沒有超過當天的上限，就給1顆星。他在晚餐和隔天第一餐之間斷食（有關間歇性斷食，請參考第三章），只要斷食達到16小時，就給1顆星。他也用FitBit追蹤睡眠，如果FitBit將他的睡眠評為「良好」，他就給自己1顆星。另外，他用FitBit計步，他的目標是每天1萬步，但只要超過5千，就給1顆星。自從艾德重新開始追

蹤生活習慣，已經成功減重35公斤，睡眠品質改善，關節疼痛解除，大腦也更靈活、更敏銳。他告訴我，有時候偷懶個幾天沒有追蹤，情況會急轉直下，開始吃太多、睡不好，也不運動。但他不會因此責備自己。相反地，他承認自己偷懶，繼續追蹤記錄。更重要的是，他喜歡監控自己的健康數值：他覺得擁有掌控權，把目標變成了遊戲。

　　艾德實在太喜歡自我監控，前不久決定多追蹤5個數值：水分、營養素、健腦遊戲時間、蔬果汁和血壓。現在他只要喝夠水、吃該吃的營養補充劑、玩健腦遊戲20分鐘、喝一杯蔬果汁、FitBit顯示血壓在正常範圍，他都給自己1顆星。也就是說，艾德現在每天最高可以得到10顆星。儘管得了阿茲海默症，1年後他仍然覺得自己更健康、更敏銳。

❤ 克莉絲汀的叮嚀 ❤

自我監控不但能讓人受到激勵、產生力量，也是一種自我照護與自我關懷。對艾德來說，做紀錄鼓舞他每天都努力比前一天更好。

結語
21 世紀的腦部生理攻略

　　恭喜！你現在已經掌握腦部生理攻略的所有知識！只要善用這本書討論到的所有概念，比如飲食、運動、水分、營養補充、壓力調節、樂觀正向與認知訓練，你就有能力打造最健康的大腦。

　　至於有心想將生理攻略技能提升到另一個層次的人，我鼓勵你做些不同的嘗試。畢竟在認知功能與健康領域，科技已經有不少了不起的成就，當然也包括開發出了更新穎的工具來評估或治療腦部。

　　我列的選項未必便宜，可能也不太容易取得，但如果你看過本書討論的各種策略後，想要更進一步提升腦部健康，這些新工具確實有幫助。

　　如果你想擁有最健康、功能最強大的大腦，還有以下4種工具可用。

1、腦神經回饋（neurofeedback）：這是最有前瞻性的腦部訓練方法，因為它能讓神經網絡之間的連結更穩定、效率更高，進而增強認知能力。如果你熟知生理回饋（biofeedback，一種普遍的療法，用來控制身體的生理反應，例如心律、血壓和肌肉張力），那麼你已經了解腦神經回饋的原理。腦神經回饋就是腦部專屬的生理回饋，使用腦電圖測量腦電活動。測量腦電活動時，會在受測者的頭皮貼上感應器，將腦波活動及時傳送到電腦。接著由專科醫生判讀結果，並用各種方法教導你如何減緩腦電活動。

腦神經回饋有個強大效果：可以改寫神經路徑，增加腦部不同區域之間的聯繫，讓大腦更有效率，改善認知能力、創造力與持續性注意力。專家利用這種療法鎖定大腦功能失常的區域，減輕因慢性疼痛、憂鬱、創傷、失眠、頭痛和其他認知疾病導致的症狀。雖然大多數的腦神經回饋治療方案需要多次療程，但根據研究，只需要短短1小時，就能增強神經連結和神經路徑。[1]

我本身做過腦神經回饋療程，也曾經將它運用在臨床研究上，效果相當可觀。我們運用腦神經回饋療法幫助頭部受創的國家橄欖球聯盟運動員強化腦部神經連結，也用來對治注意力不足過動症、焦慮、憂鬱與失眠等問題。這種療法不使用藥物，沒有副作用。但我最喜歡的一點是，它不是只治標，而是重新訓練

你的大腦，讓它從此都能有效運作。

美國各地都可以找到提供腦神經回饋治療的醫療院所，請你的家庭醫生幫你推薦。

觀念補給站

你需要腦部掃描嗎？

本書頻頻提到腦部影像，也描述它如何改變腦神經疾病患者的生命和心智功能。但那是不是代表你就該急急忙忙做個腦部掃描？未必。你的第一步應該是先向家庭醫師或神經科醫師請教，因為只有他們能夠安排這種檢查。腦部影像有多種造影方式，作用各自不同，呈現腦部的不同面向。有些（包括單光子發射電腦斷層掃描，SPECT）會讓你在檢查過程中接觸少量輻射，雖然一、兩天後就會排出體外，但最好還是小心為上，畢竟大腦是你最重要的器官。

如果你沒有神經疾病，卻有興趣做個腦部掃描，我建議你向醫生諮詢定量腦電圖檢查（QEEG），這種檢查能測量腦電活動。定量腦電圖檢查沒有侵入性，也不使用輻射，可以讓醫生判斷你的腦部運作效率如何、哪

些區域過度活躍,或者神經連結偏弱。醫生可以依據這些結果推薦合適療程,增強你的認知功能,幫助你處理心理與情緒問題。

向家庭醫生詢問定量腦電圖檢查的細節,請他介紹比較好的檢查地點。定量腦電圖費用通常是幾百美元,比其他腦部造影來得便宜,只是,除非有特定疾病的需求,醫療保險公司通常不給付。

2、高壓氧療法:我在第四章說到運動是提升腦部血液循環最有效的辦法,不過,如果有管道能使用高壓氧艙就另當別論了。高壓氧療法讓人在小房間或壓力艙裡吸入純氧,這個艙室裡的空氣經過壓縮,氣壓是正常的3倍。在這種情況下,肺臟可以吸入更多氧氣,讓血液更迅速流向珍貴的腦部,順便把氧氣和營養素帶過去。

高壓氧療法主要的適應症不是腦部問題,但醫生用它來修復腦震盪、頭部重擊,或其他創傷性腦傷造成的認知損害。比方說,我們安排國家橄欖球聯盟運動員接受這種治療,結果發現他們的腦部血液循環有驚人進步,原本呈現在單光子發射電腦斷層掃描的血流量不足現象,也得到修復。研究也顯示,阿茲海

默症和其他失智症患者使用高壓氧療法也能提升認知功能，減輕症狀。[2] 不過，認知功能正常的人是不是有必要使用高壓氧療法，還需要更多研究來確認。

如果你對高壓氧療法感興趣，可以請醫生開立單據，轉介到合適的醫療院所。這種療法並不適合所有人，而且有低度風險，使用前務必向醫生請教。另外，高壓氧療法通常需要多次療程，才能確保療效持久，價格可能不便宜。如果是經過醫生指示，某些保險公司可能會給付。

3、漂浮槽： 我超愛漂浮槽，真希望我也有一個，我一定會每天使用，修復我的大腦。漂浮槽提供絕對的感覺剝奪，讓你漂浮在溫度跟皮膚一樣的鹽水中，沒有聲音或光線的干擾，基本上是一種全然放鬆的體驗。漂浮槽的效果讓腦部脫胎換骨，研究顯示它能立即降低壓力、焦慮、憂鬱，甚至身體上的疼痛。[3] 也有研究人員發現漂浮槽能降低血壓和壓力荷爾蒙皮質醇濃度，[4] 很多人都從中感受到愉悅，有助於對抗壓力帶來的損害。[5] 研究也顯示，長期使用漂浮療法，可以治療焦慮症[6]、成癮問題[7]、纖維肌痛症[8]，以及其他神經認知或生理疾病。

我認為漂浮療法是自我照護的最佳策略，也是降低壓力最好的方法。上網查詢離你最近的漂浮治療中心，很多溫泉水療中

心也提供這種療法。個人療程依價格而有不同,有些治療中心提供會員較優惠的月費方案。

4、催眠療法:催眠不是高科技,它已經有幾百年歷史,但越來越多當代研究顯示,催眠能有效減輕壓力、減少負面念頭,還能治療可能妨礙認知功能與表現的創傷。也有研究人員發現催眠能加強專注力,,還可以治療各式各樣的症狀,比如失眠、慢性疼痛、緊張性頭痛、頭痛、大腸激躁症、成癮和恐懼症。我見過不少患者在催眠療法幫助下,治好從菸癮到飲食衝動等問題。催眠也能重新訓練腦部,讓人變得更樂觀,願意追求更好的健康與療癒。

選擇持有催眠療法證照的合格心理治療師、醫師,或心理健康諮詢師。如果要對治焦慮、壓力、成癮或渴望等特定症狀,可能需要多個療程才能收效。預約療程前先詢問保險公司,如果找的是特約催眠師,保險公司可能會給付部分費用。

總之,這些都只是生理攻略大腦過程中的額外建議,最重要的工具你都掌握了,那就是動機與所需的知識。你不需要立刻實施你在這本書裡學到的所有方法。生理攻略大腦的妙處在於,這是你的旅程。你可以在未來的日子裡選用不同的方法,慢慢找出最有效或最樂在其中的,幫助你提升認知能力與表現。

　　在這個過程中，別忘了有數百萬人跟你一樣致力於增進腦部健康，你並不孤單。世界各地有數不清的人選擇學習如何保護、保存和增強我們神奇的腦部的所有功能，好讓自己更有能力掌控生命。畢竟思考、行動和愛的能力是難得的禮物。為自己珍惜這份禮物，也大方跟別人分享。或許生理攻略腦部的最佳方法，是打開心胸付出愛，幫助周遭的人創造更聰明、更快樂、更健康的人生。

後記
在後疫情時代找到愛與幸福

　　今時今日，腦部健康成了我們幸福人生的要件。新冠疫情爆發後，我們更需要全面性地注重健康，不只是身體要安康，心理也要健全。新冠疫情為世界各地的人們帶來前所未見的恐懼、焦慮和壓力，還帶來難以想像的心理與情感創傷，因為有成千上萬的人為失去至親至愛悲慟不已。到目前為止，我們甚至還不清楚這場災難會對我們的全體福祉和個人心理造成多大的傷害。

　　然而，有這本書的幫助，你可以有意識地選擇療癒自己的身心靈，讓自己更健全。你在這本書學到的一切，都能幫助你變得更強韌、更健壯，面對疫情的威脅，情緒也不容易持續低落。更重要的是，在病毒肆虐下，我們不可避免地承受心理創傷，時時刻刻壓抑忍耐，而這本書提供了必要的方法，讓我們可以立刻著手自我修復。

　　現階段集中注意力增進認知健康，也能讓你未來面對創傷

事件（但願不會再有疫情來威脅我們）時，心理更穩定。

對很多人而言，新冠病毒危機打亂了生活秩序，美好的願景變得遙不可及。但我向你保證，你一定能活得健康快樂，只要你注意飲食、運動健身、訓練大腦、強化心靈、維繫人際關係、多跟周遭的人交流、吸收知識、補充營養，就能有意識地選擇健康快樂的人生。

不過光是吃營養豐富的食物和多做運動還不夠，你還需要把注意力放在對的方向，選擇正面念頭與愛，拋開負面念頭與恐懼。腦部掃描結果顯示，樂觀慈愛的人比悲觀憎恨的人更能抵禦生活中不可避免的焦慮與恐懼。而焦慮與恐懼是疫情期間困擾許多人的壓倒性情緒。

該怎麼懷抱樂觀與愛？第七、八章提到許多方法，但最好的辦法是花點時間反思、凡事感恩、與人為善。這3件事可以把你的心境從恐懼與焦慮轉換為喜悅與平靜。

不管你有沒有冥想、做瑜伽或深呼吸，每天撥出時間反思，能讓心情平靜下來，減少恐懼，進而覺得自己的生活和周遭的世界更有希望。凡事感恩，細數自己應該覺得幸運的所有理由，就從你活在這個美麗星球的這件事開始。這麼一來，你的內心就會填滿正向能量，情緒復原能力提升，心理也更健全。最後，只要有機會就善待他人，不管是跟鄰居說句好話，或感同身受地聽別

人訴苦，都能活化大腦的獎賞區域，激發更多幸福感和喜悅。

　　找到對的策略來應付恐懼與焦慮，對腦部的運作大有幫助，還能讓你跟自己、社會，甚至全體人類建立更深層、更有意義的連結。如果說新冠疫情帶來什麼祝福，那一定是給我們機會培育這份愛的禮物。

致謝

衷心感謝!

我對神經科學著迷、決定探索腦部,是從1998年進入加州大學洛杉磯分校攻讀碩士學位開始。當時接觸到學術界一群非凡人物,他們對我的學術生涯有深遠影響,也使得我的研究熱情大幅成長。多年來他們對我的支持從不動搖,經常在談話中帶給我許多啟迪與反思,我永遠感謝他們。首先是我的第一位學界良師Barney Schlinger博士,他給我機會在他的神經內分泌學實驗室見習。感謝你信任我這個初出茅廬的科學家,指導我撰寫發表在學術期刊上的研究論文。我在研究所時何其幸運地遇見Felix Schweizer博士與Stefan Pulst博士兩位名師,他們在神經生理學與遺傳學各擅勝場,裨益我在神經科學所屬領域的知識與研究技巧。感謝一路上遇到的同仁、博士後研究生、研究生與實驗助理,與你們的討論永遠發人深思:因為你們大家,我在加州大學洛杉磯分校和西德斯西奈醫學中心的求學過程中獲益良多。接著我要讚揚並感謝我的良師益友丹尼爾·亞曼博士,他給我機會把神

經科學基本概念運用在臨床上，利用功能性神經造影探索精神科療法的效果。謝謝你教導我如何把神經科學知識用連貫、設身處地又易於理解的方式傳達出來。

我也要感謝幾位同事，他們的智慧、知識和一路以來對我的無條件支持，令我深深敬佩。他們是Jack Feldman博士、基斯·布雷克博士、Robert Thatcher博士、William Mobley博士、Mark Gordon博士和Valentin Rushty博士。

我要在此向支持我的親友致謝，你們每個人對我的人生都有不同的助益，共同成就了這本書。首先是我在出版界的合作夥伴HarperCollins公司副總裁兼創意部主任Lisa Sharkey，我知道她真的了解我為什麼滿懷熱情，想要向全世界傳揚提升腦部健康的訊息。還有我的編輯Anna Montagu，她在這本書的出版過程中始終是那麼不可思議地有求必應、耐心又寬容。我也要謝謝協助我的菁英團隊，包括Maureen Cole、Kaitlin Harri和Christina Joell。特別要感謝我的朋友兼本書共同創作者莎拉·托蘭，妳永遠是那麼敏銳聰慧又機智。謝謝我無所不能的經紀人、Innovative Artists經紀公司的Babette Perry，以及Projector Media公司負責企劃宣傳本書的Ian Kleinert。深深感謝你們對我的信任。還有我最重要的家人Barry Isaacson、Bill和Patricia Cegles、Paul和Rose Cegles、Judith Pearson、Samantha和Tony Solimine，以及Bob和

Suzanne Pearson。謝謝你們在我寫這本書的過程中給我無條件的愛。

　　在此也要對我的摯愛馬克表達謝意，他的付出與鼓勵鼓舞了我，讓我的每一天都充滿祝福。謝謝你相信我，也感謝你給我源源不斷的力量與支持。還要謝謝我們的泰迪羅斯福犬奧斯卡，他永遠忠實地陪伴在我們身旁，為我們的生活帶來安慰、愛與歡笑，也在我們與所有收容動物之間建立某種獨特的連結。

腦部相關縮略字彙編

ALA：alpha-linolenic acid，α-亞麻酸。一種必需脂肪酸，屬於omega-3脂肪酸，來源有堅果、芥花子油、亞麻子與其他植物類食物

ALC：Acetyl-L-carnitine，乙醯左旋肉鹼。是肉鹼的補充劑型態，能幫助腦細胞產生能量

BDNF：brain-derived neurotrophic factor，腦源性神經營養因子。蛋白質的一種，能刺激神經新生，讓人感覺積極樂觀心情好

BMI：body mass index，身體質量指數。根據身高體重計算出來的數值，可以顯示體重需要增減或持平，以利保持最佳健康狀態

BPA：bisphenol-A，雙酚A。存在塑膠與其他製品的工業化學物質，會損害身體與認知健康

CBT：cognitive behavioral therapy，認知行為療法。一種心理療法，處理對認知、心理與情緒健康有害的潛在念頭與行為

CoQ10：coenzyme Q10，輔酶Q10。一種抗氧化物，做為營養補充劑可以保護細胞免遭破壞，促進新陳代謝

CPAP：continuous positive airway pressure，持續正壓通氣。一種治療睡眠呼吸中止症的療法

CRP：C-reactive protein，C反應蛋白。身體對抗發炎症狀時肝臟產生的物質

CTE：chronic traumatic encephalopathy，慢性創傷性腦病變。一種進行性腦部退化疾病，常見於腦部曾經反覆受創的族群，尤其是橄欖球運動員和老兵

DHA：docosahexaenoic acid，二十二碳六烯酸。一種必需脂肪酸，也是2種海洋omega-3脂肪酸中的一種，主要來源有海鮮、肉類，以及海藻與藻類等少數植物

DHEA：dehydroepiandrosterone，脫氫異雄固酮。一種類固醇荷爾蒙，可以協助製造睪固酮與雌激素

EEG：electroencephalography，腦電圖。一種非侵入性檢查方法，可以

EFAs：essential fatty acids，必需脂肪酸。身體與認知功能不可或缺的脂肪，身體無法自行製造，必須從飲食或補充劑取得

EGCG：epigallocatechin gallate，兒茶素。一種抗氧化物，主要來源是綠茶，可以幫助細胞應付氧化壓力，減少發炎

EMFs：electromagnetic fields，電磁場。電子設備、手機等無線傳輸裝置、電腦、WiFi網路和微波爐等釋出的隱形能量場，帶有低量輻射

EPA：eicosapentaenoic acid，二十碳五烯酸。必需脂肪酸，2種海洋omega-3脂肪酸中的一種，主要來源是海鮮

GABA：gamma aminobutyric acid，γ-胺基丁酸。一種天然胺基酸與神經傳導物質，通常做為營養補充劑，可以降低焦慮，改善睡眠

HBOT：hyperbaric oxygen therapy，高壓氧療法。讓使用者在高壓艙室中吸入含氧量高的空氣，以利肺臟吸入更多氧氣

HDL：high-density lipoproteins，高密度脂蛋白。通常稱為「好」膽固醇，協助將膽固醇輸送到肝臟再排出體外

HIIT：high-intensity interval training，高強度間歇訓練。一種有氧訓練，以間歇性快速運動促進脂肪代謝，增強肺部與心血管功能

IQ：intelligence quotient，智商。由心理學家開發的測驗，以一系列認知測驗評估學業能力的進展

LCTs：long-chain triglycerides，長鏈三酸甘油脂。通常存在高油脂食物，比如奶油、植物油、肉類和乳製品

LDL：low-density lipoproteins，低密度脂蛋白。通常稱為「壞」膽固醇。低密度脂蛋白數值過高的時候，可能導致膽固醇在血管中堆積

MCTs：medium-chain triglycerides，中鏈三酸甘油脂。主要存在椰子油和棕櫚仁油，結構比長鏈三酸甘油脂短，更容易被身體代謝

MIND：Mediterranean-DASH Intervention for Neurodegenerative Delay，心智飲食。由美國若許大學醫學中心研究人員開發的飲食法，旨在降低神經退化性疾病與認知功能退化風險

NAC：N-acetylcysteine，乙醯半胱胺酸。半胱胺酸的補充劑型態，是強效抗氧化物，能保持情緒穩定

NSAID：non-steroidal anti-inflammatory drugs，非類固醇抗發炎藥物。包括阿斯匹靈與布洛芬（ibuprofen），通常用於止痛

NVT：neurovisual training，神經視覺訓練。一種認知訓練，使用模擬

裝置、電腦螢幕和頭戴式虛擬實境配備，目的在挑戰眼部運動，增進眼部整體技能

PCBs：polychlorinated biphenyls，多氯聯苯。一組工業化學物質的統稱，對身體與認知功能有害，海產中經常驗出這種物質

PS：phosphatidylserine，磷脂絲胺酸。一種油脂類營養補充劑，可以維護神經健康

QEEG：quantitative electroencephalography，定量腦電圖檢查。一種腦部分析法，又稱「腦圖譜」（brain mapping），使用腦電圖測量腦電活動

SPECT：single-photon emission computed tomography，單光子發射電腦斷層掃描。一種功能性核子造影技術，方便醫生分析腦部血流狀態

TSH：thyroid-stimulating hormone，甲狀腺刺激素。一種荷爾蒙，可以透過檢查評估體內甲狀腺功能

注釋

出版品縮略詞對照

AAPS J—The AAPS Journal

ACSMs Health Fit J—American College of Sports Medicine's Health & Fitness Journal

Acta Neurol Taiwan—Acta Neurologica Taiwanica

Adv Mind Body Med—Advances in Mind Body Medicine

Adv Nutr—Advances in Nutrition

Adv Prev Med—Advances in Preventative Medicine

Alzheimers Dement—Alzheimer's Dementia

Am Fam Physician—American Family Physician

Am J Cardiol—The American Journal of Cardiology

Am J Clin Nutr—The American Journal of Clinical Nutrition

Am J Epidemiol—American Journal of Epidemiology

Am J Geriatr Psychiatry—The American Journal of Geriatric Psychiatry

Am J Prev Med—American Journal of Preventative Medicine

Am J Psychiatry—American Journal of Psychiatry

Anc Sci—Ancient Science of Life

Ann Gen Psychiatry—Annals of General Psychiatry

Ann Neurol—Annals of Neurology

Ann Nutr Metab—Annals of Nutrition and Metabolism

Annu Rev Psychol—Annual Review of Psychology

Antiinflamm Antiallergy Agents Med Chem—Anti-inflammatory & Anti-Allergy Agents in Medicinal Chemistry

Arch Environ Health—Archives of Environmental Health

Auton Neurosci—Autonomic Neuroscience: Basic and Clinical

Biomol Ther—Biomolecules & Therapeutics

BMC Complement Altern Med—BMC Complementary and Alternative Medicine

BMJ—The BMJ

Brain Behav Immun—Brain, Behavior and Immunity

Brain Connect—Brain Connectivity

Brain Imaging Behav—Brain Imaging and Behavior

Brain Plast—Brain Plasticity

Br J Nutr—British Journal of Nutrition

Br J Pharmacol—British Journal of Pharmacology

Br J Psychol—British Journal of Psychology

Br J Sports Med—British Journal of Sports Medicine

Cereb Cortex—Cerebral Cortex

Chin Med—Chinese Medicine

Clin EEG Neurosci—Clinical EEG and Neuroscience

Clin Nutr—Clinical Nutrition

Clin Pract—Clinical Practice

Cochrane Database Syst Rev—Cochrane Database Systematic Reviews

Cureus—The Cureus Journal of Medical Science

Dev Cogn Neurosci—Developmental Cognitive Neuroscience

Environ Health Insights—Environmental Health Insights

Environ Health Perspect—Environmental Health Perspectives

Environ Sci Technol—Environmental Science & Technology

Eur J Social Psychology—European Journal of Social Psychology

Evid Based Complement Alternat Med—Evidence-Based Complementary and Alternative Medicine

FASEB—Federation of American Societies for Experimental Biology

Food Chem Toxicol—Food and Chemical Toxicology

Food Funct—Food & Function

Front Aging Neurosci—Frontiers in Aging Neuroscience

Front Hum Neurosci—Frontiers in Human Neuroscience

Front Integr Neurosci—Frontiers in Integrative Neuroscience

Front Neuroendocrinol—Frontiers in Neuroendocrinology

Front Nutr—Frontiers in Nutrition

Front Pharmacol—Frontiers in Pharmacology

Front Psychol—Frontiers in Psychology

Front Public Health—Frontiers in Public Health

Gen Hosp Psychiatry—General Hospital Psychiatry

Genes Nutr—Genes & Nutrition

Hum Brain Mapp—Human Brain Mapping

Integr Med (Encinitas)—Integrative Medicine

Int J Addict—The International Journal of the Addictions

Int J Alzheimers Dis—International Journal of Alzheimer's Disease

Int J Biochem Cell Biol—International Journal of Biochemistry & Cell Biology

Int J Exerc Sci—International Journal of Exercise Science

Int J Geriatr Psychiatry—International Journal of Geriatric Psychiatry

Int Psychogeriatr—International Psychogeriatrics

J Aging Health—Journal of Aging and Health

J Agric Food Chem—Journal of Agricultural and Food Chemistry

J Altern Complement Med—The Journal of Alternative and Complimentary Medicine

J Alzheimers Dis—Journal of Alzheimer's Disease

JAMA Neurol—JAMA Neurology

JAMA Otolaryngol Head Neck Surg—JAMA Otolaryngology—Head & Neck Surgery

J Am Coll Nutr—Journal of the American College of Nutrition

J Am Osteopath Assoc—The Journal of the American Osteopathic Association

J Ayurveda Integr Med—Journal of Ayurveda and Integrative Medicine

J Clin Diagn Res—Journal of Clinical and Diagnostic Research

J Clin Endocrinol Metab—Journal of Clinical Endocrinology and Metabolism

J Clin Invest—Journal of Clinical Investigation

J Comp Neurol—Journal of Comparative Neurology

J Exp Soc Psychol—Journal of Experimental Social Psychology

J Health Psychol—Journal of Health Psychology

J Health Soc Behav—Journal of Health and Social Behavior

J Hum Nutr Diet—Journal of Human Nutrition and Dietetics

J Inorg Biochem—Journal of Inorganic Biochemistry

J Neurosci—The Journal of Neuroscience

J Nurs Scholarsh—Journal of Nursing Scholarship

J Nutr—The Journal of Nutrition

J Nutr Health Aging—The Journal of Health, Nutrition and Aging

J Pain—The Journal of Pain

J Pers Soc Psychol—Journal of Personality and Social Psychology

J Physiol—The Journal of Physiology

J Psychoactive Drugs—Journal of Psychoactive Drugs

J Subst Abuse—Journal of Substance Abuse Treatment

Lancet Neurol—Lancet Neurology

Magnes Res—Magnesium Research

Med Gas Res—Medical Gas Research

Med Sci Sports Exerc—Medicine & Science in Sports & Exercise

Mol Psychiatry—Molecular Psychiatry

Mult Scler—Multiple Sclerosis Journal

Nat Commun—Nature Communications

Nat Hum Behav—Nature Human Behavior

Nat Med—Nature Medicine

Neurobiol Dis—Neurobiology of Disease

Neurobiol Learn Mem—Neurobiology of Learning and Memory

Neurochem Int—Neurochemistry International

Neurochem Res—Neurochemical Research

Neuropsychol Rev—Neuropsychology Review

NPJ Sci Learn—NPJ Science of Learning

Nutr Cancer—Nutrition and Cancer

Nutr J—Nutrition Journal

Nutr Neurosci—Nutritional Neuroscience

Obes Facts—Obesity Facts

Perspect Psychol Sci—Perspectives on Psychological Science

PLoS Genet—PLoS Genetics

PLoS Med—PLoS Medicine

Proc Natl Acad Sci USA—Proceedings of the National Academy of Sciences of the United States of America

Prog Neuropsychopharmacol Biol Psychiatry—Progress in Neuro-Psychopharmacology & Biological Psychiatry

Psychiatry Res—Psychiatry Research

Psychol Bull—Psychological Bulletin

Psychol Sci—Psychological Science

Psychopharmacol Bull—Psychopharmacology Bulletin

Risk Manag Healthc Policy—Risk Management and Healthcare Policy

Sci Pharm—Scientia Pharmaceutica

Soc Cogn Affect Neurosci—Social Cognitive and Affective Neuroscience

Soc Sci Med—Social Science & Medicine

Transl Psychiatry—Translational Psychiatry

Trends Neurosci Educ—Trends in Neuroscience and Education

West Indian Med J—West Indian Medical Journal

Chapter 1 你可以改變大腦

1   Bartucca J. The Most Complicated Object in the Universe. University of Connecticut. https://today.uconn.edu/2018/03/complicated-object-universe/. Published 2018.

2   Mayo Foundation for Medical Education and Research (MFMER). Stress Basics. https://www.mayoclinic.org/healthy-lifestyle/stress-management/basics/stress-basics/hlv-20049495. Published 2017. Accessed March 31, 2017.

3   Chetty S, Friedman AR, Taravosh-Lahn K, et al. Stress and Glucocorticoids Promote Oligodendrogenesis in the Adult Hippocampus. *Mol Psychiatry*. 2014;19(12):1275–83.

4   Thomson EM. Air Pollution, Stress, and Allostatic Load: Linking Systemic and Central Nervous System Impacts. *J Alzheimers Dis*. 2019;69(3):597–614.

5   National Institute of Environmental Health Sciences. Electric & Magnetic Fields. https://www.niehs.nih.gov/health/topics/agents/emf/index.cfm. Published 2018.

6   Kim JH, Lee JK, Kim HG, Kim KB, Kim HR. Possible Effects of Radio-frequency Electromagnetic Field Exposure on Central Nerve System. *Biomol Ther (Seoul)*. 2019;27(3):265–75.

7   Kim JH, Lee JK, Kim HG, Kim KB, Kim HR. Possible Effects of Radio-frequency Electromagnetic Field Exposure on Central Nerve System. *Biomol Ther (Seoul)*. 2019;27(3):265–75.

8   為保患者隱私，本書案例都使用假名。

9   Bast T, Pezze M, McGarrity S. Cognitive deficits caused by prefrontal cortical and hippocampal neural disinhibition. *Br J Pharmacol*. 2017;174(19):3211–25.

10 Augusta Health. What Happens to Your Brain as You Age? https://www.augustahealth.com/health-focused/what-happens-to-your-brain-as-you-age. Published 2018.

11 Hartshorne JK, Germine LT. When Does Cognitive Functioning Peak? The Asynchronous Rise and Fall of Different Cognitive Abilities Across the Life Span. *Psychol Sci*. 2015;26(4):433–43.

12 Fortenbaugh FC, DeGutis J, Germine L, et al. Sustained Attention Across the Life Span in a Sample of 10,000: Dissociating Ability and Strategy. *Psychol Sci*. 2015;26(9):1497–1510.

13 Michel A. The Cognitive Upside of Aging. Association for Psychological Science. https://www.psychologicalscience.org/observer/the-cognitive-upside-of-aging. Published 2017. Accessed January 31, 2017.

14 Phillips M. The Mind at Midlife. American Psychological Association. https://www.apa.org/monitor/2011/04/mind-midlife. Published 2011. Accessed April 2011.

15 Michel A. The Cognitive Upside of Aging. Association for Psychological Science. https://www.psychologicalscience.org/observer/the-cognitive-upside-of-aging. Published 2017. Accessed January 31, 2017.

16 Taylor JL, Kennedy Q, Noda A, Yesavage JA. Pilot Age and Expertise Predict Flight Simulator Performance: A 3-Year Longitudinal Study. *Neurology*. 2007;68(9):648–54.

17 Blanchflower DG, Oswald AJ. Is Well-Being U-Shaped over the Life Cycle? *Soc Sci Med*. 2008;66(8):1733–49.

18 Williams LM, Brown KJ, Palmer D, et al. The Mellow Years?: Neural Basis of Improving Emotional Stability over Age. *J Neurosci*. 2006;26(24):6422–30.

19 Socci V, Tempesta D, Desideri G, De Gennaro L, Ferrara M. Enhancing Human Cognition with Cocoa Flavonoids. *Front Nutr*. 2017;4:19.

20 Brinol P, Petty RE, Wagner B. Body Posture Effects on Self-Evaluation: A Self-Validation Approach. *Eur J Social Psychology*. 2009;39(6):1053–64.

21 Sowndhararajan K, Kim S. Influence of Fragrances on Human Psycho-physiological Activity: With Special Reference to Human Electroencephalographic Response. *Sci Pharm*. 2016;84(4):724–51.

Chapter 2　腦科學入門

1 Koch C. Does Brain Size Matter? *Scientific American Mind*. 2016(January–February):22–25.

2 Amen D. *Unleash the Power of the Female Brain: Supercharging Yours for Better Health, Energy, Mood, Focus and Sex*. New York: Crown, 2013.

3 Ingalhalikar M, Smith A, Parker D, et al. Sex Differences in the Structural Connectome of the Human Brain. *Proc Natl Acad Sci U S A*. 2014;111(2):823–28.

4 Rippon G. *Gender and Our Brains: How New Neuroscience Explodes the Myths of the Male and Female Minds*. New York: Pantheon, 2019.

5 Ross V. Numbers: The Nervous System, From 268-Mph Signals to Trillions of Synapses. *Discover Magazine*. http://www.discovermagazine.com/health/numbers-the-nervous-system-from-268-mph-signals-to-trillions-of-synapses. Published 2011.

6 Stanford University. What Is Your Reaction Time? http://virtuallabs.stanford.edu/tech/images/ReactionTime.SU-Tech.pdf. Published 2007.

7 Stanford University. What Is Your Reaction Time? http://virtuallabs.stanford.edu/tech/images/ReactionTime.SU-Tech.pdf. Published 2007.

8 Stone M. Could You Charge an iPhone with the Electricity in Your Brain? Gizmodo. https://gizmodo.com/could-you-charge-an-iphone-with-the-electricity-in-your-1722569935. Published 2015.

9 Clinical Neurology Specialists. What Is the Memory Capacity of a Human Brain? https://www.cnsnevada.com/what-is-the-memory-capacity-of-a-human-brain/.

10 Reber P. What Is the Memory Capacity of the Human Brain? *Scientific American* 2010.

11   Valentine RC, Valentine DL. *Neurons and the DHA Principle*. Boca Raton, Fla.: CRC Press / Taylor & Francis Group, 2019.

12   Herculano-Houzel S. The Human Brain in Numbers: A Linearly Scaled-Up Primate Brain. *Front Hum Neurosci*. 2009;3:31.

13   Burgess L. Left Brain vs. Right Brain: Fact and Fiction. Medical News Today. https://www.medicalnewstoday.com/articles/321037. Published 2018.

14   Burgess L. Left Brain vs. Right Brain: Fact and Fiction. Medical News Today. https://www.medicalnewstoday.com/articles/321037. Published 2018.

15   Reeves AG, Swenson RS. *Disorders of the Nervous System: A Primer*. Online version published by Dartmouth Medical School. https://www.dartmouth.edu/~dons/part_1/chapter_2.html. Published 2008.

16   Uylings HB, Jacobsen AM, Zilles K, Amunts K. Left-Right Asymmetry in Volume and Number of Neurons in Adult Broca's Area. Cortex. 2006;42(4):652–58.

17   Burgess L. Left Brain vs. Right Brain: Fact and Fiction. Medical News Today. https://www.medicalnewstoday.com/articles/321037. Published 2018.

18   Lemon RN, Edgley SA. Life Without a Cerebellum. *Brain*. 2010;133(3):652–54.

19   Hamilton DM. Calming Your Brain During Conflict. *Harvard Business Review*. https://hbr.org/2015/12/calming-your-brain-during-conflict. Published 2015.

20   Schultz DH, Balderston NL, Baskin-Sommers AR, Larson CL, Helmstetter FJ. Corrigendum: Psychopaths Show Enhanced Amygdala Activation During Fear Conditioning. *Front Psychol*. 2017;8:1457.

21   Sohn E. Decoding the Neuroscience of Consciousness. *Nature*. https://www.nature.com/articles/d41586-019-02207-1. Published 2019.

22   Owen AM, Coleman MR, Boly M, Davis MH, Laureys S, Pickard JD. Detecting Awareness in the Vegetative State. *Science*. 2006;313(5792):1402.

23   Freud's Model of the Human Mind. Journal Psyche. http://journalpsyche.org/understanding-the-human-mind/.

24   Freud's Model of the Human Mind. Journal Psyche. http://journalpsyche.org/understanding-the-human-mind/.

25   Goriounova NA, Mansvelder HD. Genes, Cells and Brain Areas of Intelligence. *Front Hum Neurosci*. 2019;13:44.

26   Goriounova NA, Mansvelder HD. Genes, Cells and Brain Areas of Intelligence. *Front Hum Neurosci*. 2019;13:44. Thomas MS. Do More Intelligent Brains Retain Heightened Plasticity for Longer in Development? A Computational Investigation. *Dev Cogn Neurosci*. 2016;19:258–69.

27   Stevens AP. Learning Rewires the Brain. Science News for Students.

https://www.sciencenewsforstudents.org/article/learning-rewires-brain. Published 2014.

28   Small GW, Silverman DH, Siddarth P, et al. Effects of a 14-Day Healthy Longevity Lifestyle Program on Cognition and Brain Function. *Am J Geriatr Psychiatry*. 2006;14(6):538–45.

29   American Psychological Association. Believing You Can Get Smarter Makes You Smarter. Published 2003. Aronson J, Fried CB, Good C. Reducing the Effects of Stereotype Threat on African American College Students by Shaping Theories of Intelligence. *J Exp Soc Psychol*.2002;38(2):113–25.

30   Shenk D. The Truth About IQ. *The Atlantic*. https://www.theatlantic.com/national/archive/2009/07/the-truth-about-iq/22260/. Published 2009. National Academies of Sciences and Medicine; Division of Behavioral and Social Sciences and Education; Board on Children, Youth, and Families; Committee on Supporting the Parents of Young Children. *Parenting Matters: Supporting Parents of Children Age 0–8*. Washington, D.C.: National Academies Press, 2016.

31   Whale Facts. Sperm Whale Brain and Intelligence. https://www.whalefacts.org/sperm-whale-brain/.

32   WebMD. How Your Brain Works: Myths and Facts. https://www.webmd.com/brain/rm-quiz-brain-works.

33   Muench K. Pain in the Brain. NeuWrite West. http://www.neuwritewest.org/blog/pain-in-the-brain. Published 2015.

34   Wake Forest Baptist Medical Center. Neuroscientists Explain How the Sensation of Brain Freeze Works. Science Daily. https://www.sciencedaily.com/releases/2013/05/130522095335.htm. Published 2013.

35   Nordqvist J. Why Does Ice Cream Cause Brain Freeze? Medical News Today. https://www.medicalnewstoday.com/articles/244458. Published 2017.

36   Richards BA, Frankland PW. The Persistence and Transience of Memory. Neuron. 2017;94(6):1071–84.

37   Riccelli R, Toschi N, Nigro S, Terracciano A, Passamonti L. Surface-Based Morphometry Reveals the Neuroanatomical Basis of the Five-Factor Model of Personality. *Soc Cogn Affect Neurosci*. 2017;12(4):671–84.

38   Riccelli R, Toschi N, Nigro S, Terracciano A, Passamonti L. Surface-Based Morphometry Reveals the Neuroanatomical Basis of the Five-Factor Model of Personality. *Soc Cogn Affect Neurosci*. 2017;12(4):671–84.

39   Alzheimer's Association. Alzheimer's and Dementia: Facts and Figures. https://www.alz.org/alzheimers-dementia/facts-figures.

40   TraumaticBrainInjury.com. Mild TBI Symptoms. https://www.traumaticbraininjury.com/mild-tbi-symptoms/. Published 2019.

41   Centers for Disease Control and Prevention. CDC Announces Updated Information to Help Physicians Recognize and Manage Concussions

Early. https://www.cdc.gov/media/pressrel/2007/r070607.htm. Published 2007.

42 National Institute of Mental Health. Major Depression. https://www. nimh.nih.gov/health/statistics/major-depression.shtml. Published 2019.

43 Brody DJ, Pratt LA, Hughes JP. Prevalence of Depression Among Adults Aged 20 and Over: United States, 2013–2016. NCHS Data Brief, no 303. National Center for Health Statistics. Centers for Disease Control and Prevention. https://www.cdc.gov/nchs/products/databriefs/db303. htm. Published 2018.

44 Benjamin EJ, Blaha MJ, Chiuve SE, et al. Heart Disease and Stroke Statistics—2017 Update: A Report from the American Heart Association. *Circulation*. 2017;135(10):e146–e603.

Chapter 3　健腦飲食法

1 Martinez Steele E, Popkin BM, Swinburn B, Monteiro CA. The Share of Ultra-Processed Foods and the Overall Nutritional Quality of Diets in the US: Evidence from a Nationally Representative Cross-Sectional Study. *Population Health Metrics* 2017;15(1):6.

2 Office of Disease Prevention and Health Promotion. 2015–2020 Dietary Guidelines for Americans—Cut Down on Added Sugars. https://health. gov/sites/default/files/2019-10/DGA_Cut-Down-On-Added-Sugars.pdf. Published 2016.

3 Srour B, Fezeu LK, Kesse-Guyot E, et al. Ultra-Processed Food Intake and Risk of Cardiovascular Disease: Prospective Cohort Study (NutriNet-Sante). *BMJ*. 2019;365:l1451. Rico-Campa A, Martinez-Gonzalez MA, Alvarez-Alvarez I, et al. Association Between Consumption of Ultra-Processed Foods and All Cause Mortality: SUN Prospective Cohort Study. *BMJ*. 2019;365:l1949.

4 Chang CY, Ke DS, Chen JY. Essential Fatty Acids and Human Brain. *Acta Neurol Taiwan*. 2009;18(4):231–41.

5 National Institutes of Health. Office of Dietary Supplements. Omega-3 Fatty Acids. https://ods.od.nih.gov/factsheets/Omega3FattyAcids -HealthProfessional/. Published 2019.

6 Lloyd-Jones DM, Hong Y, Labarthe D, et al. Defining and Setting National Goals for Cardiovascular Health Promotion and Disease Reduction: the American Heart Association's Strategic Impact Goal Through 2020 and Beyond. *Circulation*. 2010;121(4):586–613.

7 Chang CY, Ke DS, Chen JY. Essential Fatty Acids and Human Brain. *Acta Neurol Taiwan*. 2009;18(4):231–41. Papanikolaou Y, Brooks J, Reider C, Fulgoni VL, 3rd. U.S. adults are not meeting recommended levels for fish and omega-3 fatty acid intake: results of an analysis using observational data from NHANES 2003–2008. *Nutr J*. 2014;13:31.

8 National Institutes of Health. Office of Dietary Supplements. Omega-3

Fatty Acids. https://ods.od.nih.gov/factsheets/Omega3FattyAcids -HealthProfessional/. Published 2019.

9   Okereke OI, Rosner BA, Kim DH, et al. Dietary Fat Types and 4-Year Cognitive Change in Community-Dwelling Older Women. *Ann Neurol*. 2012;72(1):124–34.

10   Dean W, English J. Medium Chain Triglycerides (MCTs): Beneficial Effects on Energy, Atherosclerosis and Aging. Nutrition Review. https:// nutritionreview.org/2013/04/medium-chain-triglycerides-mcts/. Published 2013.

11   Dean W, English J. Medium Chain Triglycerides (MCTs): Beneficial Effects on Energy Atherosclerosis and Aging. Nutrition Review. https:// nutritionreview.org/2013/04/medium-chain-triglycerides-mcts/. Published 2013.

12   Swaminathan A, Jicha GA. Nutrition and Prevention of Alzheimer's Dementia. *Front Aging Neurosci*. 2014;6:282. Croteau E, Castellano CA, Richard MA, et al. Ketogenic Medium Chain Triglycerides Increase Brain Energy Metabolism in Alzheimer's Disease. *J Alzheimers Dis*. 2018;64(2):551–61.

13   Wengreen H, Munger RG, Cutler A, et al. Prospective Study of Dietary Approaches to Stop Hypertension- and Mediterranean-Style Dietary Patterns and Age-Related Cognitive Change: The Cache County Study on Memory, Health and Aging. *Am J Clin Nutr*. 2013;98(5):1263–71.

14   Ozawa M, Shipley M, Kivimaki M, Singh-Manoux A, Brunner EJ. Dietary Pattern, Inflammation and Cognitive Decline: The Whitehall II Prospective Cohort Study. *Clin Nutr*. 2017;36(2):506–12.

15   Burgess L. 12 Foods to Boost Brain Function. Medical News Today. https://www.medicalnewstoday.com/articles/324044. Published 2020.

16   Hwang SL, Shih PH, Yen GC. Neuroprotective Effects of Citrus Flavonoids. *J Agric Food Chem*. 2012;60(4):877–85.

17   Burgess L. 12 Foods to Boost Brain Function. Medical News Today. https://www.medicalnewstoday.com/articles/324044. Published 2020.

18   Burgess L. 12 Foods to Boost Brain Function. Medical News Today. https://www.medicalnewstoday.com/articles/324044. Published 2020.

19   Berk L, Lohman E, Bains G, et al. Nuts and Brain Health: Nuts Increase EEG Power Spectral Density (⊠V&[sup2]) for Delta Frequency (1–3Hz) and Gamma Frequency (31–40 Hz) Associated with Deep Meditation, Empathy, Healing, as well as Neural Synchronization, Enhanced Cognitive Processing, Recall, and Memory All Beneficial For Brain Health. *FASEB*, 2017.

20   Poulose SM, Miller MG, Shukitt-Hale B. Role of Walnuts in Maintaining Brain Health with Age. *J Nutr*. 2014;144(4 Suppl):561S–66S.

21   Medawar E, Huhn S, Villringer A, Veronica Witte A. The Effects of Plant-Based Diets on the Body and the Brain: A Systematic Review. *Transl Psychiatry*. 2019;9(1):226.

22　Medawar E, Huhn S, Villringer A, Veronica Witte A. The Effects of Plant-Based Diets on the Body and the Brain: A Systematic Review. *Transl Psychiatry*. 2019;9(1):226.

23　De la Monte SM, Tong M. Mechanisms of Nitrosamine-Mediated Neurodegeneration: Potential Relevance to Sporadic Alzheimer's Disease. *J Alzheimers Dis*. 2009;17(4):817–25.

24　Ward RJ, Zucca FA, Duyn JH, Crichton RR, Zecca L. The Role of Iron in Brain Ageing and Neurodegenerative Disorders. *Lancet Neurol*. 2014;13(10):1045–60.

25　Romeu M, Aranda N, Giralt M, Ribot B, Nogues MR, Arija V. Diet, Iron Biomarkers and Oxidative Stress in a Representative Sample of Mediterranean Population. *Nutr J*. 2013;12:102.

26　Freeman LR, Haley-Zitlin V, Rosenberger DS, Granholm AC. Damaging Effects of a High-Fat Diet to the Brain and Cognition: A Review of Proposed Mechanisms. *Nutr Neurosci*. 2014;17(6):241–51.

27　Getaneh G, Mebrat A, Wubie A, Kendie H. Review on Goat Milk Composition and Its Nutritive Value. *Journal of Nutrition and Health Sciences*. 2016;3(4):1–10.

28　Medawar E, Huhn S, Villringer A, Veronica Witte A. The Effects of Plant-Based Diets on the Body and the Brain: A Systematic Review. *Transl Psychiatry*. 2019;9(1):226.

29　Harvard T.H. Chan School of Public Health. Straight Talk About Soy. https://www.hsph.harvard.edu/nutritionsource/soy/.

30　Oldways Whole Grains Council. Whole Grain Protein Power! https://wholegrainscouncil.org/blog/2014/02/whole-grain-protein-power. Published 2014.

31　Mayer EA, Tillisch K, Gupta A. Gut/Brain Axis and the Microbiota. *J Clin Invest*. 2015;125(3):926–38. Clapp M, Aurora N, Herrera L, Bhatia M, Wilen E, Wakefield S. Gut Microbiota's Effect on Mental Health: The Gut-Brain Axis. *Clin Pract*. 2017;7(4):987.

32　Medawar E, Huhn S, Villringer A, Veronica Witte A. The Effects of Plant-Based Diets on the Body and the Brain: A Systematic Review. *Transl Psychiatry*. 2019;9(1):226.

33　Moore J, Fung J. *The Complete Guide to Fasting: Heal Your Body Through Intermittent, Alternate-Day, and Extended Fasting*. Las Vegas, Nev.: Victory Belt Publishing, 2016. Anton SD, Moehl K, Donahoo WT, et al. Flipping the Metabolic Switch: Understanding and Applying the Health Benefits of Fasting. *Obesity (Silver Spring)* . 2018;26(2):254–68.

34　Li L, Wang Z, Zuo Z. Chronic Intermittent Fasting Improves Cognitive Functions and Brain Structures in Mice. *PLoS One*. 2013;8(6):e66069.

35　Morris MC, Tangney CC, Wang Y, Sacks FM, Bennett DA, Aggarwal NT. MIND Diet Associated with Reduced Incidence of Alzheimer's Disease. *Alzheimers Dement*. 2015;11(9):1007–14.

Chapter 4　健腦運動

1　Zhang R, Parker R, Zhu YS, et al. Aerobic Exercise Training Increases Brain Perfusion in Elderly Women. *FASEB*. 2011;25(1 Suppl).

2　Alfini AJ, Weiss LR, Leitner BP, Smith TJ, Hagberg JM, Smith JC. Hippocampal and Cerebral Blood Flow After Exercise Cessation in Master Athletes. *Front Aging Neurosci*. 2016;8:184.

3　Cohen DL, Wintering N, Tolles V, et al. Cerebral Blood Flow Effects of Yoga Training: Preliminary Evaluation of 4 Cases. *J Altern Complement Med*. 2009;15(1):9–14.

4　Experimental Biology. How walking benefits the brain: Researchers Show That Foot's Impact Helps Control, Increase the Amount of Blood Sent to the Brain. Science Daily. https://www.sciencedaily.com / releases/2017/04/170424141340.htm. Published 2017.

5　Eriksson PS, Perfilieva E, Bjork-Eriksson T, et al. Neurogenesis in the Adult Human Hippocampus. *Nat Med*. 1998;4(11):1313–17.

6　Van Praag H, Christie BR, Sejnowski TJ, Gage FH. Running Enhances Neurogenesis, Learning, and Long-Term Potentiation in Mice. *Proc Natl Acad Sci U.S.A.* 1999;96(23):13427–31.

7　Nokia MS, Lensu S, Ahtiainen JP, et al. Physical Exercise Increases Adult Hippocampal Neurogenesis in Male Rats Provided It Is Aerobic and Sustained. *J Physiol*. 2016;594(7):1855–73. Harvard Health Publishing. Can You Grow New Brain Cells? https:// www.health.harvard.edu/mind-and-mood/can-you-grow-new-brain-cells. Published 2016.

8　Leiter O, Seidemann S, Overall RW, et al. Exercise-Induced Activated Platelets Increase Adult Hippocampal Precursor Proliferation and Promote Neuronal Differentiation. *Stem Cell Reports*. 2019;12(4):667–79.

9　Nokia MS, Lensu S, Ahtiainen JP, et al. Physical Exercise Increases Adult Hippocampal Neurogenesis in Male Rats Provided It Is Aerobic and Sustained. *J Physiol*. 2016;594(7):1855–73.

10　Hoang TD, Reis J, Zhu N, et al. Effect of Early Adult Patterns of Physical Activity and Television Viewing on Midlife Cognitive Function. *JAMA Psychiatry*. 2016;73(1):73–79.

11　Firth J, Stubbs B, Vancampfort D, et al. Effect of Aerobic Exercise on Hippocampal Volume in Humans: A Systematic Review and Meta-analysis. *Neuroimage*. 2018;166:230–38.

12　Rush University Medical Center. Everyday Activities Associated with More Gray Matter in Brains of Older Adults: Study Measured Amount of LifeBiohack_9780062994325_Final_EB1009_cc19.indd style Physical Activity Such as House Work, Dog Walking and Gardening. Science Daily. https://www.sciencedaily.com/releases/2018/02/180214093828.htm. Published 2018.

13　Burzynska AZ, Chaddock-Heyman L, Voss MW, et al. Physical Activity and Cardiorespiratory Fitness Are Beneficial for White Matter in Low-Fit Older Adults. *PLoS One*. 2014;9(9):e107413.

14 Gothe NP, Khan I, Hayes J, Erlenbach E, Damoiseaux JS. Yoga Effects on Brain Health: A Systematic Review of the Current Literature. *Brain Plast*. 2019;5(1):105–22.

15 Godman H. Regular Exercise Changes the Brain to Improve Memory, Thinking Skills. Harvard Health Publishing. https://www.health.harvard.edu/blog/regular-exercise-changes-brain-improve-memory-thinking-skills-201404097110. Published 2018.

16 Raichlen DA, Bharadwaj PK, Fitzhugh MC, et al. Differences in Resting State Functional Connectivity Between Young Adult Endurance Athletes and Healthy Controls. *Front Hum Neurosci*. 2016;10:610.

17 Chen C, Nakagawa S, An Y, Ito K, Kitaichi Y, Kusumi I. The Exercise-Glucocorticoid Paradox: How Exercise Is Beneficial to Cognition, Mood, and the Brain While Increasing Glucocorticoid Levels. *Front Neuroendocrinol*. 2017;44:83–102.

18 Greenwood BN, Kennedy S, Smith TP, Campeau S, Day HE, Fleshner M. Voluntary Freewheel Running Selectively Modulates Catecholamine Content in Peripheral Tissue and c-Fos Expression in the Central Sympathetic Circuit Following Exposure to Uncontrollable Stress in Rats. *Neuroscience*. 2003;120(1):269–81.

19 Mischel NA, Llewellyn-Smith IJ, Mueller PJ. Physical (In)Activity-Dependent Structural Plasticity in Bulbospinal Catecholaminergic Neurons of Rat Rostral Ventrolateral Medulla. *J Comp Neurol*. 2014;522(3):499–513.

20 Yorks DM, Frothingham CA, Schuenke MD. Effects of Group Fitness Classes on Stress and Quality of Life of Medical Students. *J Am Osteopath Assoc*. 2017;117(11):e17–e25.

21 Van Den Berg AE, Custers MH. Gardening Promotes Neuroendocrine and Affective Restoration from Stress. *J Health Psychol*. 2011;16(1):3–11.

22 Harvard Health Publishing. Exercise Is an All-Natural Treatment to Fight Depression. https://www.health.harvard.edu/mind-and-mood/exercise-is-an-all-natural-treatment-to-fight-depression. Published 2013. Blumenthal JA, Smith PJ, Hoffman BM. Is Exercise a Viable Treatment for Depression? *ACSMs Health Fit J*. 2012;16(4):14–21.

23 Castrén E, Kojima M. Brain-Derived Neurotrophic Factor in Mood Disorders and Antidepressant Treatments. *Neurobiol Dis*. 2017;97(Pt B):119–26.

24 Weir K. The Exercise Effect. American Psychological Association. https://www.apa.org/monitor/2011/12/exercise. Published 2011.

25 Weir K. The Exercise Effect. American Psychological Association. https://www.apa.org/monitor/2011/12/exercise. Published 2011.

26 Barton J, Pretty J. What Is the Best Dose of Nature and Green Exercise for Improving Mental Health? A Multi-study Analysis. *Environ Sci Technol*. 2010;44(10):3947–55.

27   Bratman GN, Hamilton JP, Hahn KS, Daily GC, Gross JJ. Nature Experience Reduces Rumination and Subgenual Prefrontal Cortex Activation. *Proc Natl Acad Sci U.S.A.* 2015;112(28):8567–72.

28   Dolezal BA, Neufeld EV, Boland DM, Martin JL, Cooper CB. Interrelationship Between Sleep and Exercise: A Systematic Review. *Adv Prev Med.* 2017;2017:1364387.

29   National Sleep Foundation. How Exercise Affects Sleep. Sleep.org. https://www.sleep.org/articles/exercise-affects-sleep/. Published 2020.

30   Bankar MA, Chaudhari SK, Chaudhari KD. Impact of Long Term Yoga Practice on Sleep Quality and Quality of Life in the Elderly. *J Ayurveda Integr Med.* 2013;4(1):28–32.

31   Johns Hopkins Medicine. Exercising for Better Sleep. https://www.hopkinsmedicine.org/health/wellness-and-prevention/exercising-for-better-sleep.

32   Mead MN. Benefits of Sunlight: A Bright Spot for Human Health. *Environ Health Perspect.* 2008;116(4):A160–A167.

33   Erion JR, Wosiski-Kuhn M, Dey A, et al. Obesity Elicits Interleukin 1-Mediated Deficits in Hippocampal Synaptic Plasticity. *J Neurosci.* 2014;34(7):2618–31. Rhea EM, Salameh TS, Logsdon AF, Hanson AJ, Erickson MA, Banks WA. Blood-Brain Barriers in Obesity. *AAPS J.* 2017;19(4):921–30.

34   Rhea EM, Salameh TS, Logsdon AF, Hanson AJ, Erickson MA, Banks WA. Blood-Brain Barriers in Obesity. *AAPS J* 2017;19(4):921–30.

35   Willeumier KC, Taylor DV, Amen DG. Elevated BMI is Associated with Decreased Blood Flow in the Prefrontal Cortex Using SPECT Imaging in Healthy Adults. *Obesity (Silver Spring)*. 2011;19(5):1095–97.

36   Willeumier K, Taylor DV, Amen DG. Elevated Body Mass in National Football League Players Linked to Cognitive Impairment and Decreased Prefrontal Cortex and Temporal Pole Activity. *Transl Psychiatry.* 2012;2(1):e68.

37   Erion JR, Wosiski-Kuhn M, Dey A, et al. Obesity Elicits Interleukin 1-Mediated Deficits in Hippocampal Synaptic Plasticity. *J Neurosci.* 2014;34(7):2618–31.

38   Kullmann S, Wagner L, Veit R, et al. Exercise Improves Brain Insulin Action and Executive Function in Adults with Overweight and Obesity. Paper presented at: Society for the Study of Ingestive Behavior 27th Annual Meeting, 2019; Utrecht, Netherlands.

39   Charvat M. Why Exercise Is Good for Your Brain. *Psychology Today.* https://www.psychologytoday.com/us/blog/the-fifth-vital-sign/201901/why-exercise-is-good-your-brain. Published 2019.

40   Lin WY, Chan CC, Liu YL, Yang AC, Tsai SJ, Kuo PH. Performing Different Kinds of Physical Exercise Differentially Attenuates the Genetic Effects on Obesity Measures: Evidence from 18,424 Taiwan Biobank Participants. *PLoS Genet.* 2019;15(8):e1008277.

41   Viana RB, Naves JPA, Coswig VS, et al. Is Interval Training the Magic

Bullet for Fat Loss? A Systematic Review and Meta-analysis Comparing Moderate-Intensity Continuous Training with High-Intensity Interval Training (HIIT). *Br J Sports Med*. 2019;53(10):655–64.

42   Shah C, Beall EB, Frankemolle AM, et.al. Exercise Therapy for Parkinson's Disease: Pedaling Rate Is Related to Changes in Motor Connectivity. *Brain Connect*. 2016; 6(1):25–36.

43   Tarumi T, Rossetti H, Thomas BP, et al. Exercise Training in Amnestic Mild Cognitive Impairment: A One-Year Randomized Controlled Trial. *J Alzheimers Dis*. 2019;71(2):421–33.

Chapter 5   營養補充大作戰

1   Amen DG, Wu JC, Taylor D, Willeumier K. Reversing Brain Damage in Former NFL Players: Implications for Traumatic Brain Injury and Substance Abuse Rehabilitation. *J Psychoactive Drugs*. 2011;43(1):1–5.

2   Amen DG, Taylor DV, Ojala K, Kaur J, Willeumier K. Effects of Brain-Directed Nutrients on Cerebral Blood Flow and Neuropsychological Testing: A Randomized, Double-Blind, Placebo-Controlled, Crossover Trial. *Adv Mind Body Med*. 2013;27(2):24–33.

3   *The Power of Seafood 2019: An In-Depth Look at Seafood Through the Shoppers' Eyes*. Arlington, Va.: Food Marketing Institute, 2019.

4   Lee HK, Kim SY, Sok SR. Effects of Multivitamin Supplements on Cognitive Function, Serum Homocysteine Level, and Depression of Korean Older Adults with Mild Cognitive Impairment in Care Facilities. *J Nurs Scholarsh*. 2016;48(3):223–31.

5   Fulgoni VL 3rd, Keast DR, Bailey RL, Dwyer J. Foods, Fortificants, and Supplements: Where Do Americans Get Their Nutrients? *J Nutr*. 2011;141(10):1847–54. Drake VJ. Micronutrient Inadequacies in the US Population: An Overview. Linus Pauling Institute. Oregon State University. Published 2017.

6   Akbari E, Asemi Z, Daneshvar Kakhaki R, et al. Effect of Probiotic Supplementation on Cognitive Function and Metabolic Status in Alzheimer's Disease: A Randomized, Double-Blind and Controlled Trial. *Front Aging Neurosci*. 2016;8:256.

7   Anjum I, Jaffery SS, Fayyaz M, Samoo Z, Anjum S. The Role of Vitamin D in Brain Health: A Mini Literature Review. *Cureus*. 2018;10(7):e2960.

8   Banerjee A, Khemka VK, Ganguly A, Roy D, Ganguly U, Chakrabarti S. Vitamin D and Alzheimer's Disease: Neurocognition to Therapeutics. *Int J Alzheimers Dis*. 2015;2015:192747.

9   National Institutes of Health. Office of Dietary Supplements. Vitamin D Fact Sheet for Health Professionals. https://ods.od.nih.gov/factsheets/VitaminD-HealthProfessional/. Published 2019.

10   Nuttall JR, Oteiza PI. Zinc and the Aging Brain. *Genes Nutr*.

2014;9(1):379. Prasad AS. Discovery of Human Zinc Deficiency: Its Impact on Human Health and Disease. *Adv Nutr*. 2013;4(2):176–90.

11 Solovyev ND. Importance of Selenium and Selenoprotein for Brain Function: From Antioxidant Protection to Neuronal Signalling. *J Inorg Bio-chem*. 2015;153:1–12.

12 Alizadeh M, Kheirouri S. Curcumin Reduces Malondialdehyde and Improves Antioxidants in Humans with Diseased Conditions: A Comprehensive Meta-analysis of Randomized Controlled Trials. *Biomedicine (Taipei)* . 2019;9(4):23.

13 Aggarwal BB, Harikumar KB. Potential Therapeutic Effects of Cur-cumin, the Anti-inflammatory Agent, Against Neurodegenerative, Cardiovascular, Pulmonary, Metabolic, Autoimmune and Neoplastic Diseases. *Int J Biochem Cell Biol*. 2009;41(1):40–59.

14 Wang R, Li YH, Xu Y, et al. Curcumin Produces Neuroprotective Effects via Activating Brain-Derived Neurotrophic Factor/TrkB-Dependent MAPK and PI-3K Cascades in Rodent Cortical Neurons. *Prog Neuropsychopharmacol Biol Psychiatry*. 2010;34(1):147–53.

15 Small GW, Siddarth P, Li Z, et al. Memory and Brain Amyloid and Tau Effects of a Bioavailable Form of Curcumin in Non-Demented Adults: A Double-Blind, Placebo-Controlled 18-Month Trial. *Am J Geriatr Psychiatry*. 2018;26(3):266–77.

16 Hewlings SJ, Kalman DS. Curcumin: A Review of Its Effects on Human Health. *Foods*. 2017;6(10).

17 Tayyem RF, Heath DD, Al-Delaimy WK, Rock CL. Curcumin Content of Turmeric and Curry Powders. *Nutr Cancer*. 2006;55(2):126–31.

18 Higdon J, Drake VJ, Delage B. Curcumin. Linus Pauling Institute. Oregon State University. https://lpi.oregonstate.edu/mic/dietary-factors/phytochemicals/curcumin. Published 2016.

19 Reynolds EH. Folic Acid, Ageing, Depression, and Dementia. *BMJ*. 2002;324(7352):1512–15.

20 Vogiatzoglou A, Refsum H, Johnston C, et al. Vitamin B12 Status and Rate of Brain Volume Loss in Community-Dwelling Elderly. *Neurology*. 2008;71(11):826–32. Moore E, Mander A, Ames D, Carne R, Sanders K, Watters D. Cognitive Impairment and Vitamin B12: A Review. *Int Psychogeriatr*. 2012;24(4):541–56.

21 Penninx BW, Guralnik JM, Ferrucci L, Fried LP, Allen RH, Stabler SP. Vitamin B(12) Deficiency and Depression in Physically Disabled Older Women: Epidemiologic Evidence from the Women's Health and Aging Study. *Am J Psychiatry*. 2000;157(5):715–21.

22 Moore E, Mander A, Ames D, Carne R, Sanders K, Watters D. Cognitive Impairment and Vitamin B12: A Review. *Int Psychogeriatr*. 2012;24(4):541–56.

23 Paul C, Brady DM. Comparative Bioavailability and Utilization of Particular Forms of B12 Supplements With Potential to Mitigate B12-Related Genetic Polymorphisms. *Integr Med (Encinitas)*. 2017;16(1):42–

24	Kim MK, Sasazuki S, Sasaki S, Okubo S, Hayashi M, Tsugane S. Effect of Five-Year Supplementation of Vitamin C on Serum Vitamin C Concentration and Consumption of Vegetables and Fruits in Middle-Aged Japanese: A Randomized Controlled Trial. *J Am Coll Nutr.* 2003;22(3):208–16.

25	Paleologos M, Cumming RG, Lazarus R. Cohort Study of Vitamin C Intake and Cognitive Impairment. *Am J Epidemiol.* 1998;148(1):45–50.

26	Michels A. Questions About Vitamin C. Linus Pauling Institute. Oregon State University. http://blogs.oregonstate.edu/linuspaulinginstit ute/2015/05/28/questions-about-vitamin-c/. Published 2015.

27	Slutsky I, Abumaria N, Wu LJ, et al. Enhancement of Learning and Memory by Elevating Brain Magnesium. *Neuron.* 2010;65(2):165–77.

28	Hoane MR. The role of magnesium therapy in learning and memory. In: Vink R, Nechifor M, eds. *Magnesium in the Central Nervous System.* Adelaide, Australia: University of Adelaide Press, 2011.

29	Walker AF, Marakis G, Christie S, Byng M. Mg Citrate Found More Bioavailable Than Other Mg Preparations in a Randomised, Double-Blind Study. *Magnes Res.* 2003;16(3):183–91.

30	Monsef A, Shahidi S, Komaki A. Influence of Chronic Coenzyme Q10 Supplementation on Cognitive Function, Learning, and Memory in Healthy and Diabetic Middle-Aged Rats. *Neuropsychobiology.* 2019;77(2):92–100.

31	Stough C, Nankivell M, Camfield DA, et al. CoQ10 and Cognition: A Review and Study Protocol for a 90-Day Randomized Controlled Trial Investigating the Cognitive Effects of Ubiquinol in the Healthy Elderly. *Front Aging Neurosci.* 2019;11:103.

32	Ochiai A, Itagaki S, Kurokawa T, Kobayashi M, Hirano T, Iseki K. Improvement in Intestinal Coenzyme Q10 Absorption by Food Intake. *Yakugaku Zasshi.* 2007;127(8):1251–54.

33	Glade MJ, Smith K. Phosphatidylserine and the Human Brain. *Nutrition.* 2015;31(6):781–86.

34	Glade MJ, Smith K. Phosphatidylserine and the Human Brain. *Nutrition.* 2015;31(6):781–86.

35	Amaducci L. Phosphatidylserine in the Treatment of Alzheimer's Disease: Results of a Multicenter Study. *Psychopharmacol Bull.* 1988;24(1):130–34. Crook T, Petrie W, Wells C, Massari DC. Effects of Phosphatidylserine in Alzheimer's Disease. *Psychopharmacol Bull.* 1992;28(1):61–66.

36	Benton D, Donohoe RT, Sillance B, Nabb S. The Influence of Phosphatidylserine Supplementation on Mood and Heart Rate When Faced with an Acute Stressor. *Nutr Neurosci.* 2001;4(3):169–78.

37	Hirayama S, Terasawa K, Rabeler R, et al. The Effect of Phosphatidylserine Administration on Memory and Symptoms of Attention-Deficit Hyperactivity Disorder: A Randomised, Double-Blind,

Placebo-Controlled Clinical Trial. *J Hum Nutr Diet*. 2014;27 Suppl 2:284–91.

38 Purves D, Augustine GJ, Fitzpatrick D, et al. *Neuroscience. 2nd Edition*. Sunderland, Mass.: Sinauer Associates, 2001.

39 Wiklund O, Fager G, Andersson A, Lundstam U, Masson P, Hultberg B. N-acetylcysteine Treatment Lowers Plasma Homocysteine but Not Serum Lipoprotein(a) Levels. *Atherosclerosis*. 1996;119(1):99–106.

40 Lake J. Acetyl-l-carnitine: Important for Mental Health. Psychology Today. https://www.psychologytoday.com/us/blog/integrative-mental-health-care/201710/acetyl-l-carnitine-important-mental-health. Published 2017.

41 Smeland OB, Meisingset TW, Borges K, Sonnewald U. Chronic AcetylL-carnitine Alters Brain Energy Metabolism and Increases Noradrenaline and Serotonin Content in Healthy Mice. *Neurochem Int*. 2012;61(1):100–107.

42 Morgan AJ, Jorm AF. Self-Help Interventions for Depressive Disorders and Depressive Symptoms: A Systematic Review. *Ann Gen Psychiatry*. 2008;7:13.

43 Qian ZM, Ke Y. Huperzine A: Is It an Effective Disease-Modifying Drug for Alzheimer's Disease? *Front Aging Neurosci*. 2014;6:216.

44 *Chemical Information Review Document for Vinpocetine*. National Toxicology Program. National Institute of Environmental Health Sciences. 2013.

45 Valikovics A. Investigation of the Effect of Vinpocetine on Cerebral Blood Flow and Cognitive Functions. *Ideggyogy Sz*. 2007;60(7–8):301–10 (Hungarian).

46 Sierpina VS, Wollschlaeger B, Blumenthal M. Ginkgo Biloba. *Am Fam Physician*. 2003;68(5):923–26.

47 Sierpina VS, Wollschlaeger B, Blumenthal M. Ginkgo Biloba. *Am Fam Physician*. 2003;68(5):923–26. Birks J, Grimley EV, Van Dongen M. Ginkgo biloba for cognitive impairment and dementia. *Cochrane Database Syst Rev*. 2002(4):CD003120.

48 Sierpina VS, Wollschlaeger B, Blumenthal M. Ginkgo Biloba. *Am Fam Physician*. 2003;68(5):923–26.

49 Molz P, Schröder N. Potential Therapeutic Effects of Lipoic Acid on Memory Deficits Related to Aging and Neurodegeneration. *Front Pharmacol*. 2017;8:849.

Chapter 6　補水大作戰

1 Ericson J. 75% of Americans May Suffer from Chronic Dehydration, According to Doctors. *Medical Daily*. Published 2013.

2 Lieberman HR. Hydration and Cognition: A Critical Review and

Recommendations for Future Research. *J Am Coll Nutr*. 2007;26(5 Suppl): 555S–561S.

3   Riebl SK, Davy BM. The Hydration Equation: Update on Water Balance and Cognitive Performance. *ACSMs Health Fit J*. 2013;17(6):21–28.

4   Wittbrodt MT, Millard-Stafford M. Dehydration Impairs Cognitive Performance: A Meta-analysis. *Med Sci Sports Exerc*. 2018;50(11):2360–68.

5   Pross N, Demazières A, Girard N, et al. Influence of Progressive Fluid Restriction on Mood and Physiological Markers of Dehydration in Women. *Br J Nutr*. 2013;109(2):313–21.

6   66. Kempton MJ, Ettinger U, Foster R, et al. Dehydration Affects Brain Structure and Function in Healthy Adolescents. *Hum Brain Mapp*. 2011;32(1):71–79.

7   Danone Nutricia Research. Hydration, Mood State and Cognitive Function. Hydration for Health. Published 2018.

8   Boschmann M, Steiniger J, Hille U, et al. Water-Induced Thermogenesis. *J Clin Endocrinol Metab*. 2003;88(12):6015–19.

9   Freeman S. How Water Works: Human Water Consumption. How Stuff Works. https://science.howstuffworks.com/environmental/earth/geophysics/h2o3.htm.

10   Pross N. Effects of Dehydration on Brain Functioning: A Life-Span Perspective. *Ann Nutr Metab*. 2017;70 Suppl 1:30–36.

11   Institute of Medicine. *Dietary Reference Intakes for Water, Potassium, Sodium, Chloride and Sulfate*. Washington, D.C.: The National Academies Press, 2005.

12   Guelinckx I, Tavoularis G, König J, Morin C, Gharbi H, Gandy J. Contribution of Water from Food and Fluids to Total Water Intake: Analysis of a French and UK Population Surveys. *Nutrients*. 2016;8(10).

13   Fedinick KP, Wu M, Panditharatne M, Olson ED. Threats on Tap: Widespread Violations Highlight Need for Investment in Water Infrastructure and Protections. Natural Resources Defense Council, 2017.

14   Environmental Working Group Tap Water Database. https://www.ewg.org/tapwater/. Sharma S, Bhattacharya A. Drinking Water Contamination and Treatment Techniques. *Applied Water Science*. 2017;7:1043–67.

15   Fedinick KP, Wu M, Panditharatne M, Olson ED. Threats on Tap: Widespread Violations Highlight Need for Investment in Water Infrastructure and Protections. Natural Resources Defense Council, 2017.

16   Kilburn KH. Chlorine-Induced Damage Documented by Neurophysiological, Neuropsychological, and Pulmonary Testing. *Arch Environ Health*. 2000;55(1):31–37.

17   Postman A. The Truth About Tap: Lots of People Think Drinking

Bottled Water Is Safer. Is It? Natural Resources Defense Council. https://www.nrdc.org/stories/truth-about-tap. Published 2016.

18 Postman A. The Truth About Tap: Lots of People Think Drinking Bottled Water Is Safer. Is It? Natural Resources Defense Council. https://www.nrdc.org/stories/truth-about-tap. Published 2016.

19 Leranth C, Hajszan T, Szigeti-Buck K, Bober J, MacLusky NJ. Bisphenol A Prevents the Synaptogenic Response to Estradiol in Hippocampus and Prefrontal Cortex of Ovariectomized Nonhuman Primates. *Proc Natl Acad Sci U.S.A.* 2008;105(37):14187–91.

20 Yang CZ, Yaniger SI, Jordan VC, Klein DJ, Bittner GD. Most Plastic Products Release Estrogenic Chemicals: A Potential Health Problem That Can Be Solved. *Environ Health Perspect.* 2011;119(7):989–96.

21 Brown KW, Gessesse B, Butler LJ, MacIntosh DL. Potential Effectiveness of Point-of-Use Filtration to Address Risks to Drinking Water in the United States. *Environ Health Insights.* 2017;11:1178630217746997.

22 United States Environmental Protection Agency. Safe Drinking Water Act: Consumer Confidence Reports (CCR). https://www.epa.gov/ccr. Published 2017.

23 Magro M, Corain L, Ferro S, et al. Alkaline Water and Longevity: A Murine Study. *Evid Based Complement Alternat Med.* 2016;2016:3084126.

24 Mantena SK, Jagadish, Badduri SR, Siripurapu KB, Unnikrishnan MK. In vitro Evaluation of Antioxidant Properties of Cocos nucifera Linn. Water. *Nahrung.* 2003;47(2):126–31.

25 Preetha PP, Devi VG, Rajamohan T. Hypoglycemic and Antioxidant Potential of Coconut Water in Experimental Diabetes. *Food Funct.* 2012;3(7):753–57.

26 Alleyne T, Roache S, Thomas C, Shirley A. The Control of Hypertension by Use of Coconut Water and Mauby: Two Tropical Food Drinks. *West Indian Med J.* 2005;54(1):3–8.

27 Sandhya VG, Rajamohan T. Comparative Evaluation of the Hypolipidemic Effects of Coconut Water and Lovastatin in Rats Fed Fat-Cholesterol Enriched Diet. *Food Chem Toxicol.* 2008;46(12):3586–92.

28 Feng L, Chong MS, Lim WS, et al. Tea Consumption Reduces the Incidence of Neurocognitive Disorders: Findings from the Singapore Longitudinal Aging Study. *J Nutr Health Aging.* 2016;20(10):1002–9.

29 Mancini E, Beglinger C, Drewe J, Zanchi D, Lang UE, Borgwardt S. Green Tea Effects on Cognition, Mood and Human Brain Function: A Systematic Review. *Phytomedicine.* 2017;34:26–37.

30 Gilbert N. The Science of Tea's Mood-Altering Magic. *Nature.* 2019;566(7742):S8–S9.

31 Kim J, Kim J. Green Tea, Coffee, and Caffeine Consumption Are Inversely Associated with Self-Report Lifetime Depression in the Korean Population. *Nutrients.* 2018;10(9).

32 Ohishi T, Goto S, Monira P, Isemura M, Nakamura Y. Anti-inflammatory Action of Green Tea. *Antiinflamm Antiallergy Agents Med Chem*. 2016;15(2):74–90.

33 Scholey A, Downey LA, Ciorciari J, et al. Acute Neurocognitive Effects of Epigallocatechin Gallate (EGCG). *Appetite*. 2012;58(2):767–70.

34 Chacko SM, Thambi PT, Kuttan R, Nishigaki I. Beneficial Effects of Green Tea: A Literature Review. *Chin Med*. 2010;5:13.

35 Gilbert N. The Science of Tea's Mood-Altering Magic. *Nature*. 2019;566(7742):S8–S9.

36 Oaklander M. Should You Drink Green Juice? Time. https://time.com/3818098/green-juice-kale-healthy/. Published 2015.

37 O'Callaghan F, Muurlink O, Reid N. Effects of Caffeine on Sleep Quality and Daytime Functioning. *Risk Manag Healthc Policy*. 2018;11:263–71.

38 Mojska H, Gielecińska I. Studies of Acrylamide Level in Coffee and Coffee Substitutes: Influence of Raw Material and Manufacturing Conditions. *Rocz Panstw Zakl Hig*. 2013;64(3):173–81.

Chapter 7　抗壓大作戰

1 Saad L. Eight in 10 Americans Afflicted by Stress. Gallup. https://news.gallup.com/poll/224336/eight-americans-afflicted-stress.aspx. Published 2017.

2 The American Institute of Stress. 42 Worrying Workplace Stress Statistics. https://www.stress.org/42-worrying-workplace-stress-statistics. Published 2019.

3 Xie L, Kang H, Xu Q, et al. Sleep Drives Metabolite Clearance from the Adult Brain. *Science*. 2013;342(6156):373–77.

4 Studte S, Bridger E, Mecklinger A. Nap Sleep Preserves Associative but Not Item Memory Performance. *Neurobiol Learn Mem*. 2015;120:84–93.

5 Okano K, Kaczmarzyk JR, Dave N, Gabrieli JDE, Grossman JC. Sleep Quality, Duration, and Consistency Are Associated with Better Academic Performance in College Students. *NPJ Sci Learn*. 2019;4:16.

6 National Sleep Foundation. How Lack of Sleep Impacts Cognitive Performance and Focus. https://www.sleepfoundation.org/articles/how-lack-sleep-impacts-cognitive-performance-and-focus.

7 Ben Simon E, Rossi A, Harvey AG, Walker MP. Overanxious and Underslept. *Nat Hum Behav*. 2020;4(1):100–110.

8 National Sleep Foundation. The Complex Relationship Between Sleep, Depression & Anxiety. https://www.sleepfoundation.org/excessive-sleepiness/health-impact/complex-relationship-between-sleep-depression-anxiety.

9   American Psychological Association. More Sleep Would Make Us Happier, Healthier and Safer. https://www.apa.org/action/resources/research-in-action/sleep-deprivation. Published 2014.

10   Shi G, Xing L, Wu D, et al. A Rare Mutation of beta 1-Adrenergic Receptor Affects Sleep/Wake Behaviors. *Neuron*. 2019;103(6):1044–55 e1047.

11   Sheehan CM, Frochen SE, Walsemann KM, Ailshire JA. Are U.S. Adults Reporting Less Sleep?: Findings from Sleep Duration Trends in the National Health Interview Survey, 2004–2017. *Sleep*. 2019;42(2).

12   Lauderdale DS, Knutson KL, Yan LL, Liu K, Rathouz PJ. Self-Reported and Measured Sleep Duration: How Similar Are They? *Epidemiology*. 2008;19(6):838–45.

13   Peri C. 10 Things to Hate About Sleep Loss. WebMD. https://www.webmd.com/sleep-disorders/features/10-results-sleep-loss#1.

14   National Sleep Foundation. The Ideal Temperature for Sleep. https://www.sleep.org/articles/temperature-for-sleep/. Published 2020.

15   Koulivand PH, Khaleghi Ghadiri M, Gorji A. Lavender and the Nervous System. *Evid Based Complement Alternat Med*. 2013;2013:681304.

16   Hunter MR, Gillespie BW, Chen SY. Urban Nature Experiences Reduce Stress in the Context of Daily Life Based on Salivary Biomarkers. *Front Psychol*. 2019;10:722.

17   Hölzel BK, Carmody J, Vangel M, et al. Mindfulness Practice Leads to Increases in Regional Brain Gray Matter Density. *Psychiatry Res*. 2011;191(1):36–43.

18   Hölzel BK, Carmody J, Vangel M, et al. Mindfulness Practice Leads to Increases in Regional Brain Gray Matter Density. *Psychiatry Res*. 2011;191(1):36–43.

19   Brewer JA, Worhunsky PD, Gray JR, Tang YY, Weber J, Kober H. Meditation Experience Is Associated with Differences in Default Mode Network Activity and Connectivity. *Proc Natl Acad Sci U.S.A*. 2011;108(50): 20254–59.

20   Miller JJ, Fletcher K, Kabat-Zinn J. Three-Year Follow-Up and Clinical Implications of a Mindfulness Meditation-Based Stress Reduction Intervention in the Treatment of Anxiety Disorders. *Gen Hosp Psychiatry*. 1995;17(3):192–200.

21   Froeliger B, Garland EL, McClernon FJ. Yoga Meditation Practitioners Exhibit Greater Gray Matter Volume and Fewer Reported Cognitive Failures: Results of a Preliminary Voxel-Based Morphometric Analysis. *Evid Based Complement Alternat Med*. 2012;2012:821307.

22   Gotink RA, Vernooij MW, Ikram MA, et al. Meditation and Yoga Practice Are Associated with Smaller Right Amygdala Volume: The Rotterdam Study. *Brain Imaging Behav*. 2018;12(6):1631–39.

23   Streeter CC, Jensen JE, Perlmutter RM, et al. Yoga Asana Sessions Increase Brain GABA Levels: A Pilot Study. *J Altern Complement Med*. 2007;13(4):419–26.

24 Krishnakumar D, Hamblin MR, Lakshmanan S. Meditation and Yoga Can Modulate Brain Mechanisms That Affect Behavior and Anxiety—A Modern Scientific Perspective. *Anc Sci*. 2015;2(1):13–19.

25 Gothe NP, Hayes JM, Temali C, Damoiseaux JS. Differences in Brain Structure and Function Among Yoga Practitioners and Controls. *Front Integr Neurosci*. 2018;12:26.

26 Ma X, Yue ZQ, Gong ZQ, et al. The Effect of Diaphragmatic Breathing on Attention, Negative Affect and Stress in Healthy Adults. *Front Psychol*. 2017;8:874.

27 Steffen PR, Austin T, DeBarros A, Brown T. The Impact of Resonance Frequency Breathing on Measures of Heart Rate Variability, Blood Pressure, and Mood. *Front Public Health*. 2017;5:222.

28 Ma X, Yue ZQ, Gong ZQ, et al. The Effect of Diaphragmatic Breathing on Attention, Negative Affect and Stress in Healthy Adults. *Front Psychol*. 2017;8:874.

29 Lindgren L, Rundgren S, Wins? O, et al. Physiological Responses to Touch Massage in Healthy Volunteers. *Auton Neurosci*. 2010;158(1–2):105–10.

Chapter 8　思考創造好大腦

1 Lee LO, James P, Zevon ES, et al. Optimism Is Associated with Exceptional Longevity in 2 Epidemiologic Cohorts of Men and Women. *Proc Natl Acad Sci U.S.A.* 2019;116(37):18357–62.

2 Comaford C. Got Inner Peace? 5 Ways to Get it Now. *Forbes*. https://www.forbes.com/sites/christinecomaford/2012/04/04/got-inner-peace-5-ways-to-get-it-now/#8232ec667275. Published 2012.

3 Millett M. Challenge Your Negative Thoughts. Michigan State University. https://www.canr.msu.edu/news/challenge_your_negative_thoughts. Published 2017.

4 Segerstrom S. The Structure and Consequences of Repetitive Thought. American Psychological Association. https://www.apa.org/science/about/psa/2011/03/repetitive-thought. Published 2011.

5 Watkins ER. Constructive and Unconstructive Repetitive Thought. *Psychol Bull*. 2008;134(2):163–206.

6 Sin NL, Graham-Engeland JE, Almeida DM. Daily Positive Events and Inflammation: Findings from the National Study of Daily Experiences. *Brain Behav Immun*. 2015;43:130–38.

7 Watkins ER. Constructive and Unconstructive Repetitive Thought. *Psychol Bull*. 2008;134(2):163–206.

8 Reynolds S. Happy Brain, Happy Life. *Psychology Today*. https://www.psychologytoday.com/us/blog/prime-your-gray-cells/201108/happy-brain-happy-life. Published 2011. Mariën P, Manto M, eds. *The Linguistic Cerebellum*. New York: Academic Press, 2015.

9   Sapolsky RM. Stress and Plasticity in the Limbic System. *Neurochem Res.* 2003;28(11):1735–42.

10   Marchant NL, Howard RJ. Cognitive Debt and Alzheimer's Disease. *J Alzheimers Dis.* 2015;44(3):755–70.

11   Blackburn E, Epel E. *The Telomere Effect: A Revolutionary Approach to Living Younger, Healthier, Longer.* New York: Grand Central Publishing, 2017.

12   Neuvonen E, Rusanen M, Solomon A, et al. Late-Life Cynical Distrust, Risk of Incident Dementia, and Mortality in a Population-Based Cohort. *Neurology.* 2014;82(24):2205–12.

13   Goodin BR, Bulls HW. Optimism and the Experience of Pain: Benefits of Seeing the Glass as Half Full. *Current Pain and Headache Reports.* 2013;17(5):329.

14   Segerstrom SC, Taylor SE, Kemeny ME, Fahey JL. Optimism Is Associated with Mood, Coping, and Immune Change in Response to Stress. *J Pers Soc Psychol.* 1998;74(6):1646–55.

15   Chen L, Bae SR, Battista C, et al. Positive Attitude Toward Math Supports Early Academic Success: Behavioral Evidence and Neurocognitive Mechanisms. *Psychol Sci.* 2018;29(3):390–402.

16   Yanek LR, Kral BG, Moy TF, et al. Effect of Positive Well-Being on Incidence of Symptomatic Coronary Artery Disease. *Am J Cardiol.* 2013;112(8):1120–25.

17   Raghunathan R. How Negative Is Your "Mental Chatter"? *Psychology Today.* https://www.psychologytoday.com/us/blog/sapient-nature/201310/how-negative-is-your-mental-chatter. Published 2013.

18   Dispenza J. *You Are the Placebo: Making Your Mind Matter.* Carlsbad, CA: Hay House 2015.

19   Benedetti F, Carlino E, Pollo A. How Placebos Change the Patient's Brain. *Neuropsychopharmacology.* 2011;36(1):339–54.

20   Kirsch I, Deacon BJ, Huedo-Medina TB, Scoboria A, Moore TJ, Johnson BT. Initial Severity and Antidepressant Benefits: A Meta-analysis of Data Submitted to the Food and Drug Administration. *PLoS Med.* 2008;5(2):e45.

21   Vachon-Presseau E, Berger SE, Abdullah TB, et al. Brain and Psychological Determinants of Placebo Pill Response in Chronic Pain Patients. *Nat Commun.* 2018;9(1):3397.

22   Harvard Health Publishing. The Power of the Placebo Effect. https://www.health.harvard.edu/mental-health/the-power-of-the-placebo-effect. Published 2017.

23   Geers AL, Wellman JA, Fowler SL, Helfer SG, France CR. Dispositional Optimism Predicts Placebo Analgesia. *J Pain.* 2010;11(11):1165–71.

24   Kross E, Verduyn P, Demiralp E, et al. Facebook Use Predicts Declines in Subjective Well-Being in Young Adults. *PLoS One.* 2013;8(8):e69841.

25   Primack BA, Shensa A, Sidani JE, et al. Social Media Use and Perceived

Social Isolation Among Young Adults in the U.S. *Am J Prev Med*. 2017;53(1):1–8.

26 Johnston WM, Davey GC. The Psychological Impact of Negative TV News Bulletins: The Catastrophizing of Personal Worries. *Br J Psychol*. 1997;88(Pt 1):85–91.

27 Sadeghi K, Ahmadi SM, Moghadam AP, Parvizifard A. The Study of Cognitive Change Process on Depression During Aerobic Exercises. *J Clin Diagn Res*. 2017;11(4):IC01–IC05.

28 Oppezzo M, Schwartz DL. Give Your Ideas Some Legs: The Positive Effect of Walking on Creative Thinking. *Journal of Experimental Psychology: Learning, Memory, and Cognition*. 2014;40(4):1142–52.

29 American Board of Professional Psychology. Search for Specialist. https://www.abpp.org/Directory.

Chapter 9 真正有益的健腦遊戲

1 Wolinsky FD, Vander Weg MW, Howren MB, Jones MP, Dotson MM. A Randomized Controlled Trial of Cognitive Training Using a Visual Speed of Processing Intervention in Middle Aged and Older Adults. *PLoS One*. 2013;8(5):e61624.

2 Tennstedt SL, Unverzagt FW. The ACTIVE Study: Study Overview and Major Findings. *J Aging Health*. 2013;25(8 Suppl):3S–20S.

3 Jaeggi SM, Buschkuehl M, Jonides J, Perrig WJ. Improving Fluid Intelligence with Training on Working Memory. *Proc Natl Acad Sci U.S.A*. 2008;105(19):6829–33.

4 Nguyen T. 10 Proven Ways to Grow Your Brain: Neurogenesis and Neuroplasticity. *Huffington Post*. https://www.huffpost.com/entry/10-proven-ways-to-grow-yo_b_10374730. Published 2016.

5 Ballesteros S, Voelcker-Rehage C, Bherer L. Editorial: Cognitive and Brain Plasticity Induced by Physical Exercise, Cognitive Training, Video Games, and Combined Interventions. *Front Hum Neurosci*. 2018;12:169.

6 WebMD. Brain Exercises and Dementia. https://www.webmd.com/alzheimers/guide/preventing-dementia-brain-exercises#1. Published 2018.

7 Kidd DC, Castano E. Reading Literary Fiction Improves Theory of Mind. *Science*. 2013;342(6156):377–80. Hurley D. Can Reading Make You Smarter? *Guardian*. https://www.theguardian.com/books/2014/jan/23/can-reading-make-you-smarter. Published 2014.

8 Berns GS, Blaine K, Prietula MJ, Pye BE. Short- and Long-Term Effects of a Novel on Connectivity in the Brain. *Brain Connect*. 2013;3(6):590–600.

9 Burmester A. Working Memory: How You Keep Things "In Mind" Over the Short Term. *Scientific American*. 2017.

10 Gernsbacher MA, Kaschak MP. Neuroimaging Studies of Language Production and Comprehension. *Annu Rev Psychol*. 2003;54:91–114.

11 Shah TM, Weinborn M, Verdile G, Sohrabi HR, Martins RN. Enhancing Cognitive Functioning in Healthly Older Adults: A Systematic Review of the Clinical Significance of Commercially Available Computerized Cognitive Training in Preventing Cognitive Decline. *Neuropsychol Rev*. 2017;27(1):62–80.

12 Roberts R, Kreuz R. Can Learning a Foreign Language Prevent Dementia? The MIT Press Reader. https://thereader.mitpress.mit.edu/can-learning-a-foreign-language-prevent-dementia/. Published 2019.

13 Alladi S, Bak TH, Duggirala V, et al. Bilingualism Delays Age at Onset of Dementia, Independent of Education and Immigration Status. *Neurology*. 2013;81(22):1938–44. Bialystok E, Craik FI, Freedman M. Bilingualism as a Protection Against the Onset of Symptoms of Dementia. *Neuropsychologia*. 2007;45(2):459–64.

14 Bolwerk A, Mack-Andrick J, Lang FR, Dorfler A, Maihöfner C. How Art Changes Your Brain: Differential Effects of Visual Art Production and Cognitive Art Evaluation on Functional Brain Connectivity. *PLoS One*. 2014;9(7):e101035.

15 Chamberlain R, McManus IC, Brunswick N, Rankin Q, Riley H, Kanai R. Drawing on the Right Side of the Brain: A Voxel-based Morphometry Analysis of Observational Drawing. *Neuroimage*. 2014;96:167–73.

16 Carlson MC, Kuo JH, Chuang YF, et al. Impact of the Baltimore Experience Corps Trial on Cortical and Hippocampal Volumes. *Alzheimers Dement*. 2015;11(11):1340–48.

17 Carlson MC, Kuo JH, Chuang YF, et al. Impact of the Baltimore Experience Corps Trial on Cortical and Hippocampal Volumes. *Alzheimers Dement*. 2015;11(11):1340–48.

18 Piliavin JA, Siegl E. Health Benefits of Volunteering in the Wisconsin Longitudinal Study. *J Health Soc Behav*. 2007;48(4):450–64.

19 Sumowski JF, Rocca MA, Leavitt VM, et al. Reading, Writing, and Reserve: Literacy Activities Are Linked to Hippocampal Volume and Memory in Multiple Sclerosis. *Mult Scler*. 2016;22(12):1621–1625.

20 James KH, Engelhardt L. The Effects of Handwriting Experience on Functional Brain Development in Pre-literate Children. Trends *Neurosci Educ*. 2012;1(1):32–42.

21 Brooker H, Wesnes KA, Ballard C, et al. The Relationship Between the Frequency of Number-Puzzle Use and Baseline Cognitive Function in a Large Online Sample of Adults Aged 50 and Over. *Int J Geriatr Psychiatry*. 2019;34(7):932–40.

22 Maguire EA, Gadian DG, Johnsrude IS, et al. Navigation-Related Structural Change in the Hippocampi of Taxi Drivers. *Proc Natl Acad Sci U.S.A.* 2000;97(8):4398–403.

23 Parsons B, Magill T, Boucher A, et al. Enhancing Cognitive Function Using Perceptual-Cognitive Training. *Clin EEG Neurosci*. 2016;47(1):37–47.

Chapter 10　立即生理攻略你的腦

1　Centers for Disease Control and Prevention. Diabetes and Prediabetes. https://www.cdc.gov/chronicdisease/resources/publications/factsheets/diabetes-prediabetes.htm.

2　Centers for Disease Control and Prevention. Obesity and Overweight. https://www.cdc.gov/nchs/fastats/obesity-overweight.htm.

3　Wingo TS, Cutler DJ, Wingo AP, et al. Association of Early-Onset Alzheimer Disease with Elevated Low-Density Lipoprotein Cholesterol Levels and Rare Genetic Coding Variants of APOB. *JAMA Neurol*. 2019;76(7):809–17.

4　Parthasarathy V, Frazier DT, Bettcher BM, et al. Triglycerides are Negatively Correlated with Cognitive Function in Nondemented Aging Adults. *Neuropsychology*. 2017;31(6):682–88.

5　Reed B, Villeneuve S, Mack W, DeCarli C, Chui HC, Jagust W. Associations Between Serum Cholesterol Levels and Cerebral Amyloidosis. *JAMA Neurol*. 2014;71(2):195–200.

6　WebMD. What Is a C-Reactive Protein Test? https://www.webmd.com/a-to-z-guides/c-reactive-protein-test#1.

7　Brody JE. For Better Brain Health, Preserve Your Hearing. *New York Times*. https://www.nytimes.com/2019/12/30/well/live/brain-health-hearing-dementia-alzheimers.html. Published 2019.

8　Golub JS, Brickman AM, Ciarleglio AJ, Schupf N, Luchsinger JA. Association of Subclinical Hearing Loss with Cognitive Performance. *JAMA Otolaryngol Head Neck Surg*. 2019.

9　Deal JA, Reed NS, Kravetz AD, et al. Incident Hearing Loss and Co-morbidity: A Longitudinal Administrative Claims Study. *JAMA Otolaryngol Head Neck Surg*. 2019;145(1):36–43.

10　Wolpert S. Dieting Does Not Work, UCLA Researchers Report. UCLA Newsroom. https://newsroom.ucla.edu/releases/Dieting-Does-Not-Work-UCLA-Researchers-7832. Published 2007. Mann T, Tomiyama AJ, Ward A. Promoting Public Health in the Context of the "Obesity Epidemic": False Starts and Promising New Directions. *Perspect Psychol Sci*. 2015;10(6):706–10.

11　Norcross JC, Vangarelli DJ. The Resolution Solution: Longitudinal Examination of New Year's Change Attempts. *J Subst Abuse*. 1988;1(2):127–34.

12　Hills AP, Byrne NM, Lindstrom R, Hill JO. "Small Changes" to Diet and Physical Activity Behaviors for Weight Management. *Obes Facts*. 2013;6(3):228–38.

13　Harkin B, Webb TL, Chang BP, et al. Does Monitoring Goal Progress Promote Goal Attainment? A Meta-analysis of the Experimental Evidence. *Psychol Bull*. 2016;142(2):198–229.

14　Gordon ML, Althoff T, Leskovec J. Goal-Setting and Achievement in Activity Tracking Apps: A Case Study of MyFitnessPal. ACM

International Conference on World Wide Web. https://cs.stanford.edu/people/jure/pubs/goals-www19.pdf. Published 2019.

15 Papalia Z, Wilson O, Bopp M, Duffey M. Technology-Based Physical Activity Self-Monitoring Among College Students. *Int J Exerc Sci*. 2018;11(7):1096–104.

16 Casey J. Body Fat Measurement: Percentage vs Body Mass. WebMD. https://www.webmd.com/diet/features/body-fat-measurement#1.

17 Kaviani S, vanDellen M, Cooper JA. Daily Self-Weighing to Prevent Holiday-Associated Weight Gain in Adults. *Obesity (Silver Spring)*. 2019;27(6):908–16.

18 Sullivan AN, Lachman ME. Behavior Change with Fitness Technology in Sedentary Adults: A Review of the Evidence for Increasing Physical Activity. *Front Public Health*. 2016;4:289.

19 Hamblin J. The Futility of the Workout-Sit Cycle. *The Atlantic*. https://www.theatlantic.com/health/archive/2016/08/the-new-exercise-mantra/495908/. Published 2016.

20 Phillips P. *ASTD Handbook for Measuring and Evaluating Training*. Alexandria, Va.: ASTD Press; 2010.

21 Centers for Disease Control and Prevention. 5 Surprising Facts About High Blood Pressure. https://www.cdc.gov/features/highbloodpressure/index.html. Published 2016.

結語　21世紀的大腦生理攻略

1 Marins T, Rodrigues EC, Bortolini T, Melo B, Moll J, Tovar-Moll F. Structural and Functional Connectivity Changes in Response to Short-Term Neurofeedback Training With Motor Imagery. *Neuroimage*. 2019;194:283–90.

2 Harch PG, Fogarty EF. Hyperbaric Oxygen Therapy for Alzheimer's Dementia with Positron Emission Tomography Imaging: A Case Report. *Med Gas Res*. 2019;8(4):181–84.

3 Kjellgren A, Westman J. Beneficial Effects of Treatment with Sensory Isolation in Flotation-Tank as a Preventive Health-Care Intervention—A Randomized Controlled Pilot Trial. *BMC Complement Altern Med*. 2014;14:417.

4 Turner J, Gerard W, Hyland J, Nieland P, Fine T. Effects of Wet and Dry Flotation REST on Blood Pressure and Plasma Cortisol. In: Barabasz AF, et al., eds. *Clinical and Experimental Restricted Environmental Stimulation*. New York: Springer-Verlag, 1993.

5 Kjellgren A, Buhrkall H, Norlander T. Preventing Sick-Leave for Sufferers of High Stress-Load and Burnout Syndrome: A Pilot Study Combining Psychotherapy and the Flotation Tank. *International Journal of Psychology and Psychological Therapy*. 2011;11(2):297–306.

6   Jonsson K, Kjellgren A. Promising Effects of Treatment with Flotation-REST (Restricted Environmental Stimulation Technique) as an Intervention for Generalized Anxiety Disorder (GAD): a Randomized Controlled Pilot Trial. *BMC Complement Altern Med*. 2016;16:108.

7   Borrie RA. The Use of Restricted Environmental Stimulation Therapy in Treating Addictive Behaviors. *Int J Addict*. 1990–1991;25(7A–8A):995–1015.

8   Åsenlöf K, Olsson S, Bood SA, Norlander T. Case Studies on Fibromyalgia and Burn-Out Depression Using Psychotherapy in Combination with Flotation-Rest: Personality Development and Increased Well-Being. *Imagination, Cognition and Personality*. 2007;26(3):259–71.

9   Jiang H, White MP, Greicius MD, Waelde LC, Spiegel D. Brain Activity and Functional Connectivity Associated with Hypnosis. *Cereb Cortex*. 2017;27(8):4083-93.

國家圖書館出版品預行編目(CIP)資料

大腦逆齡指南：頂尖神經科學家教你改變生活習慣，修復再生大腦細胞，長保
健康活力、思緒清晰，遠離失智威脅！／克莉絲汀‧威勒米爾醫學博士（Kristen
Willeumier, Ph.D.）、莎拉‧托蘭（Sarah Toland）著；陳錦慧譯. -- 初版. -- 臺北市：
商周出版：英屬蓋曼群島商家庭傳媒股份有限公司城邦分公司發行, 2021.11
　面；　公分. -- (商周養生館；67)
譯自：Biohack your brain : how to boost cognitive health,performance & power.
ISBN 978-626-318-015-4(平裝)

1.健腦法 2.健康法

411.19　　　　　　　　　　　　　　　　　　　　　　　110016024

本書內容僅供參考。書中所含之資訊絕不應用以取代讀者之醫師或其
他專業指導者之建議、決定，或判斷。
截至出版前，本書所含資訊之正確性皆經過確實查證，讀者採納或應
用書中建議後產生之負面影響，作者與出版社無須負擔責任。

商周養生館67

大腦逆齡指南：頂尖神經科學家教你改變生活習慣，修復再生大腦細胞，長保健康活力、思緒清晰，遠離失智威脅！

作　　　　者	／	克莉絲汀‧威勒米爾醫學博士（Kristen Willeumier, Ph.D.）、莎拉‧托蘭（Sarah Toland）
譯　　　　者	／	陳錦慧
企 劃 選 書	／	羅珮芳
責 任 編 輯	／	羅珮芳
版　　　權	／	黃淑敏、吳亭儀、江欣瑜
行 銷 業 務	／	周佑潔、黃崇華、張媖茜
總 編 輯	／	黃靖卉
總 經 理	／	彭之琬
事業群總經理	／	黃淑貞
發 行 人	／	何飛鵬
法 律 顧 問	／	元禾法律事務所　王子文律師
出　　　版	／	商周出版

台北市104民生東路二段141號9樓
電話：(02) 25007008　傳真：(02)25007759
E-mail:bwp.service@cite.com.tw

發　　　行　／　英屬蓋曼群島商家庭傳媒股份有限公司城邦分公司
台北市中山區民生東路二段141號2樓
書虫客服服務專線：02-25007718；25007719
服務時間：週一至週五上午09:30-12:00；下午13:30-17:00
24小時傳真專線：02-25001990；25001991
劃撥帳號：19863813；戶名：書虫股份有限公司
讀者服務信箱：service@readingclub.com.tw
城邦讀書花園：www.cite.com.tw

香港發行所　／　城邦（香港）出版集團
香港灣仔駱克道193號東超商業中心1F　E-mail: hkcite@biznetvigator.com
電話：(852) 25086231　傳真：(852) 25789337

馬新發行所　／　城邦（馬新）出版集團【Cite (M) Sdn Bhd】
41, Jalan Radin Anum, Bandar Baru Sri Petaling,
57000 Kuala Lumpur, Malaysia.
電話：(603) 90578822　傳真：(603) 90576622
Email: cite@cite.com.my

封 面 設 計	／	徐璽設計工作室
內 頁 排 版	／	陳健美
印　　　刷	／	韋懋實業有限公司
經　　　銷	／	聯合發行股份有限公司

地址：新北市231新店區寶橋路235巷6弄6號2樓
電話：(02)2917-8022　傳真：(02)2911-0053

■2021年11月4日初版
■2023年 7 月19日初版2.5刷

Printed in Taiwan

定價400元

城邦讀書花園
www.cite.com.tw